1+X 职业技能鉴定考核指导手册

母婴保育

（专项职业能力）

编审委员会

主　　任　　仇朝东

委　　员　　葛恒双　顾卫东　宋志宏　杨武星　孙兴旺

　　　　　　刘汉成　葛　玮

执行委员　　孙兴旺　张鸿樑　李　晔　瞿伟洁　夏　莹

中国劳动社会保障出版社

图书在版编目（CIP）数据

母婴保育：专项职业能力/人力资源和社会保障部教材办公室等组织编写. —北京：中国劳动社会保障出版社，2016

1＋X 职业技能鉴定考核指导手册

ISBN 978-7-5167-2779-9

Ⅰ.①母…　Ⅱ.①人…　Ⅲ.①妇幼保健-职业技能-鉴定-自学参考资料　Ⅳ.①R17

中国版本图书馆 CIP 数据核字（2016）第 263756 号

中国劳动社会保障出版社出版发行

（北京市惠新东街 1 号　邮政编码：100029）

＊

三河市华骏印务包装有限公司印刷装订　新华书店经销

787 毫米×960 毫米　16 开本　8 印张　127 千字
2016 年 11 月第 1 版　2016 年 11 月第 1 次印刷
定价：**19.00 元**

读者服务部电话：（010）64929211/64921644/84626437
营销部电话：（010）64961894
出版社网址：http://www.class.com.cn

前　言

　　职业资格证书制度的推行，对广大劳动者系统地学习相关职业的知识和技能，提高就业能力、工作能力和职业转换能力有着重要的作用和意义，也为企业合理用工以及劳动者自主择业提供了依据。

　　随着我国科技进步、产业结构调整以及市场经济的不断发展，特别是加入世界贸易组织以后，各种新兴职业不断涌现，传统职业的知识和技术也愈来愈多地融进当代新知识、新技术、新工艺的内容。为适应新形势的发展，优化劳动力素质，上海市人力资源和社会保障局在提升职业标准、完善技能鉴定方面做了积极的探索和尝试，推出了1＋X培训鉴定模式。1＋X中的1代表国家职业标准，X是为适应经济发展的需要，对职业标准进行的提升，包括了对职业的部分知识和技能要求进行的扩充和更新。1＋X的培训鉴定模式，得到了国家人力资源和社会保障部的肯定。

　　为配合开展的1＋X培训与鉴定考核的需要，使广大职业培训鉴定领域专家以及参加职业培训鉴定的考生对考核内容和具体考核要求有一个全面的了解，人力资源和社会保障部教材办公室、中国就业培训技术指导中心上海分中心、上海市职业技能鉴定中心联合组织有关方面的专家、技术人员共同编写了《1＋X职业技能鉴定考核指导手册》。该手册由"理论知识复习题""操作技能复习题"和"理论知识模拟试卷及操作技能模拟试卷"三大块内容组成，书中介绍了题库的命题依据、试卷结构和题型题量，同时从上海市1＋X鉴定题库中抽取部分理论知识题、操作技能试题和模拟样卷供考生参考和练习，便于考生能够有针对性地进行考前复习准备。今后我们会随着国家职业标准以及鉴定题库的提升，逐步对手册内容进行补充和完善。

本系列手册在编写过程中，得到了有关专家和技术人员的大力支持，在此一并表示感谢。

由于时间仓促，缺乏经验，如有不足之处，恳请各使用单位和个人提出宝贵意见和建议。

1＋X职业技能鉴定考核指导手册

编审委员会

目　录

CONTENTS　1＋X职业技能鉴定考核指导手册

母婴保育（专项职业能力）简介

一、专项职业能力名称

母婴保育。

二、专项职业能力定义

应用母婴保育专护职业的基本理论知识和基本技能，从事母婴保育专护中心的客户接待注册、孕期健康服务、陪产照护、产妇产褥期照护、新生儿保育、婴儿健康服务、母婴保育管理等工作。

三、主要工作内容

从事的工作主要包括：（1）客户服务与指导；（2）产后母婴照护与保育；（3）母婴保育指导与管理。

第1部分

母婴保育（专项职业能力）鉴定方案

一、鉴定方式

母婴保育（专项职业能力）的鉴定方式为理论知识考试项目和操作技能考核项目。理论知识考试采用闭卷计算机机考（笔试）方式，操作技能考核采用现场实际操作方式。鉴定总成绩采用百分制，总成绩达 60 分及以上者为合格。

二、考核方案

考核项目表

职业（模块）名称	母婴保育		等级	专项职业能力	
序号	考核项目	考核方式	选考方法	考核时间（min）	配分（分）
0	理论知识	机考	必考	60	100
1	客户服务与指导	笔试	抽 1	15	10
2	产后母婴照护与保育	操作	抽 2	60	80
3	母婴保育指导与管理	笔试	抽 1	15	10
合计				—	—
备注	注：1. 理论知识考试项目总分 100 分；操作技能考核项目总分 100 分 2. 考生最终得分＝理论知识考试项目卷面得分×30％＋操作技能考核项目总分（考核项目1＋考核项目2＋考核项目3）×70％，共计 100 分				

理论知识考试方案（考试时间 60 min）

题库参数 题型	考试方式	鉴定题量	分值（分/题）	配分（分）
判断题	闭卷机考	50	1	50
单项选择题		50	1	50
小计	—	100	—	100

第2部分

鉴定要素细目表

职业（工种）名称					母婴保育	等级	专项职业能力
序号	鉴定点代码				名称·内容		备注
	章	节	目	点			
	1				客户注册		
	1	1			前台接待		
	1	1	1		职业素养要求和信息沟通要素		
1	1	1	1	1	思想品德素养		
2	1	1	1	2	业务技能素养		
3	1	1	1	3	客户信息沟通的基本要素		
	1	1	2		客户信息采集与整理的基本知识		
4	1	1	2	1	客户信息采集的意义		
5	1	1	2	2	客户信息采集的内容		
6	1	1	2	3	客户信息采集的方法		
7	1	1	2	4	客户信息整理的要求		
8	1	1	2	5	客户信息整理的方法		
9	1	1	2	6	客户信息采集与整理的注意事项		
	1	2			客户风险评估		
	1	2	1		客户健康指标的基本知识		
10	1	2	1	1	健康的概念		
11	1	2	1	2	客户健康指标的内容		
12	1	2	1	3	客户健康指标的正常值		

序号	职业（工种）名称				母婴保育	等级	专项职业能力
	鉴定点代码				名称·内容		备注
	章	节	目	点			
	1	2	2		客户过去病史与家属疾病史的鉴别		
13	1	2	2	1	客户过去病史的内容		
14	1	2	2	2	客户家属疾病史的内容		
15	1	2	2	3	疾病史的鉴别		
	1	3			客户信息管理		
	1	3	1		客户注册资料信息化管理的基本要求		
16	1	3	1	1	信息化管理的意义		
17	1	3	1	2	信息化管理的基本要求		
	1	3	2		信息保密管理的意义及信息应用的要点		
18	1	3	2	1	信息保密管理的意义		
19	1	3	2	2	信息应用的要点		
	2				孕期健康服务		
	2	1			孕早期保健服务		
	2	1	1		孕早期的生理、心理反应现象		
20	2	1	1	1	孕早期的生理反应		
21	2	1	1	2	孕早期的健康指导		
22	2	1	1	3	孕早期常见的心理反应		
23	2	1	1	4	孕早期心理反应的疏导		
	2	1	2		孕早期初检的目的和内容		
24	2	1	2	1	孕早期初检的目的		
25	2	1	2	2	孕早期初检的内容		
	2	1	3		胎儿发育与影响的因素		
26	2	1	3	1	胎儿正常发育		
27	2	1	3	2	影响胎儿发育的因素		
	2	1	4		孕期饮食、营养及活动指导		
28	2	1	4	1	孕期饮食指导		
29	2	1	4	2	孕期营养指导		

续表

职业（工种）名称				母婴保育	等级	专项职业能力
序号	鉴定点代码			名称·内容		备注
	章	节	目	点		
30	2	1	4	3	孕期活动指导	
	2	2			孕中期保健服务	
	2	2	1		孕中期母婴生理变化、心理需求及健康指导	
31	2	2	1	1	孕中期孕妇的生理变化	
32	2	2	1	2	孕中期胎儿的生理变化	
33	2	2	1	3	孕中期孕妇的心理需求	
34	2	2	1	4	孕中期健康指导	
	2	2	2		孕中期检查的内容和目的	
35	2	2	2	1	孕中期检查的内容	
36	2	2	2	2	孕中期检查的目的	
	2	2	3		孕检陪护中孕妇产生不适的处理要点	
37	2	2	3	1	孕妇常见的不适症状	
38	2	2	3	2	孕妇不适症状的处理要点	
	2	3			孕晚期保健服务	
	2	3	1		孕晚期检查的目的、内容和方法	
39	2	3	1	1	孕晚期检查的目的	
40	2	3	1	2	孕晚期检查的内容	
41	2	3	1	3	孕晚期检查的方法	
	2	3	2		孕晚期乳房护理的内容和方法	
42	2	3	2	1	孕晚期乳房护理的内容	
43	2	3	2	2	孕晚期乳房护理的方法	
	2	3	3		分娩方式与技巧	
44	2	3	3	1	分娩方式	
45	2	3	3	2	分娩技巧	
	3				陪产保健	
	3	1			入院照护	
	3	1	1		孕妇入院准备内容与程序	

职业（工种）名称				母婴保育	等级	专项职业能力
序号	鉴定点代码			名称·内容		备注
	章	节	目	点		
46	3	1	1	1	孕妇入院准备的内容	
47	3	1	1	2	孕妇入院准备的程序	
	3	1	2		住院环境布置及生活起居安排的内容	
48	3	1	2	1	住院床单位布置	
49	3	1	2	2	住院生活起居安排	
	3	1	3		心理支持的意义与内容	
50	3	1	3	1	心理支持的意义	
51	3	1	3	2	心理支持的内容	
	3	2			分娩前照护	
	3	2	1		分娩前的嘱咐内容及意义	
52	3	2	1	1	分娩前的嘱咐内容	
53	3	2	1	2	分娩前的嘱咐意义	
	3	2	2		新生儿诞生母婴物品和环境准备	
54	3	2	2	1	新生儿诞生母婴物品准备	
55	3	2	2	2	新生儿诞生母婴环境准备	
	3	2	3		第一时间迎接母婴的意义	
56	3	2	3	1	对产妇的作用	
57	3	2	3	2	对家庭的作用	
	3	3			分娩后照护	
	3	3	1		护理安全	
58	3	3	1	1	护理安全的重要性	
59	3	3	1	2	护理安全的措施	
	3	3	2		产妇产后生理、心理变化及保健指导	
60	3	3	2	1	产妇产后生理变化	
61	3	3	2	2	产妇产后心理变化	
62	3	3	2	3	产妇产后生理需求	
63	3	3	2	4	产妇产后保健指导	

职业（工种）名称				母婴保育	等级	专项职业能力
序号	鉴定点代码			名称·内容		备注
	章	节	目	点		

序号	章	节	目	点	名称·内容	备注
	4				产褥期保健	
	4	1			产妇入住母婴保育专护中心接待	
	4	1	1		客房环境、物品准备	
64	4	1	1	1	客房入住环境准备	
65	4	1	1	2	客房入住物品准备	
	4	1	2		迎接母婴入住接待与管理	
66	4	1	2	1	迎接母婴的接待礼仪要求	
67	4	1	2	2	母婴入住的管理要求	
68	4	1	2	3	安置母婴入住	
	4	2			健康评估	
	4	2	1		健康资料的基本内容及收集要点	
69	4	2	1	1	产妇健康资料的基本内容	
70	4	2	1	2	产妇健康资料的收集要点	
	4	2	2		产妇健康检查的内容和记录方法	
71	4	2	2	1	产妇健康检查的内容	
72	4	2	2	2	产妇健康检查的记录方法	
	4	3			产褥期保健照护	
	4	3	1		产褥期生理变化及护理	
73	4	3	1	1	产褥期生理变化特点	
74	4	3	1	2	产褥期保健指导	
	4	3	2		产褥期心理反应原因及健康指导	
75	4	3	2	1	产褥期常见心理反应	
76	4	3	2	2	产褥期心理反应原因	
77	4	3	2	3	产褥期健康指导	
	4	3	3		产褥期常见疾病发生的原因和护理	
78	4	3	3	1	产褥期疾病	
79	4	3	3	2	产褥期疾病发生的原因	

职业（工种）名称					母婴保育	等级	专项职业能力
序号	鉴定点代码				名称・内容		备注
	章	节	目	点			
80	4	3	3	3	产褥期疾病护理		
	4	3	4		产褥期营养指导		
81	4	3	4	1	产后膳食营养的一般要求		
82	4	3	4	2	产后饮食要求		
83	4	3	4	3	月子餐介绍		
	4	3	5		母乳喂养		
84	4	3	5	1	母乳喂养对产妇的好处		
85	4	3	5	2	母乳喂养对新生儿的好处		
86	4	3	5	3	产后催乳的常用方法		
87	4	3	5	4	母乳喂养的方法		
88	4	3	5	5	母乳喂养的时间		
89	4	3	5	6	母乳喂养中常见问题的处理		
	4	3	6		产后健体常识与运动操		
90	4	3	6	1	产后机体锻炼常识		
91	4	3	6	2	产后锻炼操		
92	4	3	6	3	产后锻炼的自我监护		
93	4	3	6	4	产后锻炼的注意事项		
	4	4			产妇满月离开母婴保育专护中心护理		
	4	4	1		计划生育指导		
94	4	4	1	1	哺乳期避孕的原则		
95	4	4	1	2	哺乳期可选的避孕方法		
96	4	4	1	3	哺乳期不宜采用的避孕方法		
	4	4	2		环境清洁消毒常识及方法		
97	4	4	2	1	客房布草整理		
98	4	4	2	2	客房用物整理		
99	4	4	2	3	客房设施清洁		
	4	4	3		送客要求		

续表

序号	鉴定点代码				名称·内容	备注
	职业（工种）名称				母婴保育　等级　专项职业能力	
	章	节	目	点		
100	4	4	3	1	送客物品准备	
101	4	4	3	2	送客礼仪要求	
	5				新生儿保育	
	5	1			新生儿入住母婴保育专护中心准备	
	5	1	1		育婴室环境要求	
102	5	1	1	1	育婴室温度	
103	5	1	1	2	育婴室湿度	
104	5	1	1	3	育婴室空气	
105	5	1	1	4	育婴室采光	
	5	1	2		新生儿床单位及用物要求	
106	5	1	2	1	新生儿床单位设施	
107	5	1	2	2	新生儿床上用物	
	5	2			新生儿评估	
	5	2	1		新生儿健康资料的基本内容及收集要点	
108	5	2	1	1	新生儿健康资料的基本内容	
109	5	2	1	2	新生儿健康资料的收集要点	
	5	2	2		新生儿生长发育特点	
110	5	2	2	1	新生儿生理发育特征	
111	5	2	2	2	新生儿神经精神发育特征	
112	5	2	2	3	新生儿主要反射活动特点	
	5	2	3		新生儿的各项生理指标	
113	5	2	3	1	新生儿身高	
114	5	2	3	2	新生儿体重	
115	5	2	3	3	新生儿头围	
116	5	2	3	4	新生儿胸围	
117	5	2	3	5	新生儿皮肤	
118	5	2	3	6	新生儿四肢	

职业（工种）名称				母婴保育	等级	专项职业能力
序号	鉴定点代码			名称·内容		备注
	章	节	目	点		
	5	3			新生儿喂养		
	5	3	1		新生儿喂养方式		
119	5	3	1	1	母乳喂养		
120	5	3	1	2	人工喂养		
121	5	3	1	3	混合喂养		
	5	3	2		人工喂养的计量、方法、时间及操作流程		
122	5	3	2	1	人工喂养的计量		
123	5	3	2	2	人工喂养的方法		
124	5	3	2	3	人工喂养的时间		
125	5	3	2	4	人工喂养的操作流程		
	5	4			新生儿护理		
	5	4	1		新生儿体温、脉搏、呼吸正常值及异常护理		
126	5	4	1	1	新生儿体温正常值		
127	5	4	1	2	新生儿脉搏正常值		
128	5	4	1	3	新生儿呼吸正常值		
129	5	4	1	4	新生儿体温、脉搏、呼吸异常护理		
	5	4	2		新生儿脐带的观察与护理		
130	5	4	2	1	新生儿脐带的观察		
131	5	4	2	2	新生儿脐带的护理		
	5	4	3		新生儿皮肤的观察与护理		
132	5	4	3	1	新生儿皮肤的观察		
133	5	4	3	2	新生儿皮肤的护理		
	5	4	4		新生儿常见症状的观察与护理		
134	5	4	4	1	新生儿常见症状的观察		
135	5	4	4	2	新生儿常见症状的护理		
	5	4	5		新生儿二便的观察与异常护理		
136	5	4	5	1	新生儿二便的观察		

职业（工种）名称				母婴保育	等级	专项职业能力
序号	鉴定点代码			名称·内容		备注
	章	节	目	点		
137	5	4	5	2	新生儿二便的异常护理		
	5	4	6		新生儿呕吐的观察与护理		
138	5	4	6	1	新生儿呕吐的观察		
139	5	4	6	2	新生儿呕吐的护理		
	5	4	7		新生儿啼哭的原因及护理		
140	5	4	7	1	新生儿啼哭的原因		
141	5	4	7	2	新生儿啼哭的护理		
	5	5			新生儿特殊护理		
	5	5	1		早产儿护理要点		
142	5	5	1	1	早产儿的观察		
143	5	5	1	2	早产儿的喂养		
144	5	5	1	3	早产儿的护理		
	5	5	2		预防接种		
145	5	5	2	1	预防接种的意义		
146	5	5	2	2	接种卡介苗的作用		
147	5	5	2	3	接种卡介苗的时间		
	5	6			新生儿满月出母婴保育专护中心指导		
	5	6	1		婴儿家庭保育指导		
148	5	6	1	1	合理喂养		
149	5	6	1	2	亲子沟通		
150	5	6	1	3	体格锻炼		
	5	6	2		婴儿疾病预防指导		
151	5	6	2	1	定期健康检查		
152	5	6	2	2	常见病预防		
	6				婴儿健康服务		
	6	1			婴儿生长发育评估		
	6	1	1		婴儿生长发育		

职业（工种）名称				母婴保育	等级	专项职业能力
序号	鉴定点代码			名称·内容		备注
	章	节	目	点		
153	6	1	1	1	婴儿生长发育规律		
154	6	1	1	2	婴儿生长发育指标正常值		
155	6	1	1	3	婴儿生长发育指标计算方法		
	6	1	2		婴儿牙齿发育与出牙顺序		
156	6	1	2	1	婴儿牙齿发育		
157	6	1	2	2	婴儿出牙顺序		
	6	2			婴儿营养		
	6	2	1		婴儿能量需要		
158	6	2	1	1	婴儿对热量的需求		
159	6	2	1	2	能量需要五大要求		
	6	2	2		婴儿对营养素的需求		
160	6	2	2	1	人体必需的营养素		
161	6	2	2	2	婴儿易缺乏的营养素		
	6	2	3		婴儿辅助食品添加指导		
162	6	2	3	1	辅助食品种类		
163	6	2	3	2	辅助食品添加方法		
164	6	2	3	3	辅助食品添加注意事项		
	6	2	4		婴儿断奶指导		
165	6	2	4	1	断奶的时间选择		
166	6	2	4	2	断奶后主副食的搭配		
	6	3			婴儿良好习惯养成		
	6	3	1		婴儿成长中生活习惯的养成		
167	6	3	1	1	饮食习惯		
168	6	3	1	2	生活习惯		
169	6	3	1	3	睡眠习惯		
	6	3	2		婴儿适宜活动指导		
170	6	3	2	1	户外活动		

续表

职业（工种）名称				母婴保育	等级	专项职业能力
序号	鉴定点代码			名称·内容		备注
	章	节	目	点		
171	6	3	2	2	室内活动	
	6	4			婴儿能力训练	
	6	4	1		婴儿感知觉训练	
172	6	4	1	1	视觉刺激	
173	6	4	1	2	触觉刺激	
174	6	4	1	3	听觉刺激	
	6	4	2		婴儿运动能力训练	
175	6	4	2	1	大运动及平衡训练	
176	6	4	2	2	精细运动训练	
	6	4	3		语言及注意力训练	
177	6	4	3	1	语言能力训练	
178	6	4	3	2	注意力训练	
	6	5			计划免疫	
	6	5	1		计划免疫的作用及注意事项	
179	6	5	1	1	计划免疫的作用	
180	6	5	1	2	计划免疫的注意事项	
	6	5	2		计划免疫接种后常见的反应及护理	
181	6	5	2	1	计划免疫接种后常见的反应	
182	6	5	2	2	计划免疫接种后常见反应的护理	
	6	6			婴儿意外伤害的防范及应对指导	
	6	6	1		常见婴儿意外伤害的因素及预防措施	
183	6	6	1	1	常见婴儿意外伤害的因素	
184	6	6	1	2	常见婴儿意外伤害的预防措施	
	6	6	2		婴儿意外伤害的种类及应对指导	
185	6	6	2	1	婴儿常见意外伤害的种类	
186	6	6	2	2	婴儿常见意外伤害的应对指导	
	6	7			婴儿异常症状的观察与护理	

职业（工种）名称				母婴保育	等级	专项职业能力
序号	鉴定点代码			名称·内容		备注
	章	节	目	点		

序号	章	节	目	点	名称·内容	等级	备注
	6	7	1		婴儿异常症状及其表现		
187	6	7	1	1	婴儿常见的异常症状		
188	6	7	1	2	婴儿常见异常症状的表现		
	6	7	2		婴儿异常症状的观察与护理		
189	6	7	2	1	婴儿异常症状的观察		
190	6	7	2	2	婴儿异常症状的护理		
	7				母婴保育管理		
	7	1			安全与卫生管理		
	7	1	1		母婴保育安全措施		
191	7	1	1	1	工作人员安全措施		
192	7	1	1	2	母婴护理安全措施		
193	7	1	1	3	母婴卫生管理		
	7	2			感染的预防与控制		
	7	2	1		感染的预防		
194	7	2	1	1	清洁、消毒、灭菌		
195	7	2	1	2	传染病的预防		
196	7	2	1	3	风险控制点评分与意义		
	7	3			家属陪护管理		
	7	3	1		母婴访视管理		
197	7	3	1	1	母婴访视管理要求		
198	7	3	1	2	家属陪护管理要求		
	7	4			交接班管理		
	7	4	1		母婴保育专护岗位交接班的内容及方法		
199	7	4	1	1	母婴保育专护岗位交接班的内容		
200	7	4	1	2	母婴保育专护岗位交接班的方法		
	7	5			母婴保育专护工作流程信息化管理		
	7	5	1		信息技术应用		

续表

职业（工种）名称				母婴保育	等级	专项职业能力
序号	鉴定点代码			名称·内容		备注
	章	节	目	点		
201	7	5	1	1 母婴保育专护中心信息化管理系统		
202	7	5	1	2 母婴数据管理基本方法		
203	7	5	1	3 母婴信息应用		

第 3 部分

理论知识复习题

客户注册

一、判断题（将判断结果填入括号中。正确的填"√"，错误的填"×"）

1. 思想品德素养是母婴保育专护人员必备的素质。（　　）

2. 母婴保育专护人员应具备规范的实践操作能力。（　　）

3. 日夜轮班的工作性质决定了母婴保育专护是一项高强度、高压力的工作。（　　）

4. 信息、情感、思想、方法和效果是沟通这一互动活动的基本要素。（　　）

5. 客户信息的采集是为了更好地了解客户的需求。（　　）

6. 客户的健康状况以客户口述为准。（　　）

7. 与客户进行交谈的目的是了解健康状况。（　　）

8. 母婴保育专护人员需要将收集到的全部资料进行保管。（　　）

9. 客户信息可通过记录进行整理。（　　）

10. 客户信息可通过信息化软件进行整理。（　　）

11. 客户的健康信息应该以主观资料为主。（　　）

12. 健康不但是指没有疾病，还要有良好的生理、心理和社会适应能力。（　　）

13. 脉搏异常提示心脏有异常。（　　）

14. 正常情况下脉搏与心率应该一致。（　　）

15. 预防接种属于过去病史。（　　）

16. 客户出现妊娠呕吐、脚踝部水肿属于过去病史。 （　　）

17. 如果家庭成员中有患有过敏性疾病的，会增加后代患哮喘的可能性。 （　　）

18. 阴道出血是妇产科临床最常见的症状之一，出血可来自于女性生殖道的任何部位。

（　　）

19. 通过信息化管理，加快了各类信息的传递，提高了员工的工作效率。 （　　）

20. 在收集客户信息的基础上，通过对信息的处理来实现信息管理。 （　　）

21. 对收集的信息通过储存加以利用。 （　　）

22. 重视信息保密工作不仅关系到企业的利益，还关系到员工个人的利益。 （　　）

23. 客户信息只能应用于护理服务中。 （　　）

二、单项选择题（选择一个正确的答案，将相应的字母填入题内的括号中）

1. 母婴保育专护人员的思想品德素养不包含（　　）。

A. 政治思想素质 　　　　　　　　B. 职业道德素质

C. 具有较高的慎独修养 　　　　　D. 心理素质

2. 母婴保育专护人员在工作中要避免出现（　　）。

A. 谨慎细微 　　B. 井然有序 　　C. 忙而不乱 　　D. 互不干扰

3. 与客户沟通、交流的核心内容是（　　）。

A. 信息、情感和思想 　　　　　　B. 产品、价格

C. 资料、数据 　　　　　　　　　D. 时间、空间

4. 沟通中传递的是（　　）。

A. 主观信息 　　B. 客观信息 　　C. 思想 　　　　D. 情感

5. 采集客户信息的意义是（　　）。

A. 了解客户个人的爱好 　　　　　B. 了解客户家庭情况

C. 提供更好的服务 　　　　　　　D. 明确双方职责

6. 客户生活信息的内容不包括（　　）。

A. 个人饮食 　　B. 家庭经济 　　C. 睡眠 　　　　D. 排泄

7. 客户的婚姻状况信息属于（　　）。

A. 一般资料 　　B. 健康资料 　　C. 心理资料 　　D. 社会资料

8. 母婴保育专护人员在与客户交流中，对客户提出的问题应（　　　）。

  A. 给予解释   B. 给予解决   C. 给予措施   D. 给予建议

9. 客户信息整理分类的目的是（　　　）。

  A. 便于阅读   B. 避免重复和遗漏

  C. 便于保管   D. 便于补充

10. 客户信息记录要求不妥的是（　　　）。

  A. 书写规范   B. 字体工整   C. 可用简称   D. 不能涂改

11. 常用的客户信息化软件是（　　　）。

  A. 客户管理软件   B. Word

  C. Excel   D. 自行制作表格

12. 客户健康资料不包含（　　　）。

  A. 客户主诉的内容   B. 客户家人提供的内容

  C. 客户工作的内容   D. 客户的健康文件

13. 关于健康的描述（　　　）不正确。

  A. 无病即健康

  B. 健康是动态的

  C. 人人需要健康

  D. 健康包括生理、心理和社会适应能力

14. 关于健康正确的描述是（　　　）。

  A. 身体无不适   B. 健康是静态的

  C. 健康是因人而异的   D. 健康包括生理、心理和社会适应能力

15. 对呼吸的描述正确的是（　　　）。

  A. 呼吸是为了吸入新鲜空气   B. 呼吸频率是可控制的

  C. 吸进的气体都是有益的   D. 呼出的气体是有害的

16. 正常脉搏应该是（　　　）次/min。

  A. 20～40   B. 40～60   C. 60～100   D. 100～120

17. 客户接受过输血属于（　　　）。

    A. 健康史   B. 生活史   C. 过去病史   D. 治疗史

18. 家族性疾病是指（　　　）。

    A. 一个家族中多个成员患有同一种疾病

    B. 一个家族中多个成员患有不同种疾病

    C. 一个家族中多个成员同时患病

    D. 一个家族中多个成员对某种疾病有抵抗力

19. （　　　）不是妊娠阴道出血的原因。

    A. 流产   B. 异位妊娠

    C. 滋养细胞疾病   D. 功能失调性子宫出血

20. 通过信息化管理，提高了母婴保育专护人员的（　　　）。

    A. 业务水平   B. 技能水平   C. 管理水平   D. 信息化水平

21. 客户信息的来源主要是（　　　）。

    A. 本人   B. 家属   C. 朋友   D. 陪同人员

22. 信息保密管理对企业而言是为了（　　　）。

    A. 提高工作效率   B. 提高管理效率

    C. 提高员工信任度   D. 提高社会信任度

23. 客户信息主要应用于（　　　）。

    A. 注册登记   B. 护理服务   C. 医院陪护   D. 产后休养

24. 客户信息为护理人员提供了（　　　）。

    A. 个人信息   B. 家庭信息   C. 服务信息   D. 生活信息

孕期健康服务

一、判断题（将判断结果填入括号中。正确的填"√"，错误的填"×"）

1. 晨起呕吐明显与清晨血中雌激素浓度高有关。   （　　　）

2. 妊娠 3 个月内禁止性生活，以免诱发流产。   （　　　）

3. 早孕期间孕妇常会为一些不顺心的小事而大发脾气。   （　　　）

4. 妊娠早期孕妇常会抱怨他人对自己关心、重视不够。　　　　　　　（　　）

5. 缓解孕妇的紧张和忧虑只有靠医务人员。　　　　　　　　　　　（　　）

6. 孕妇有遗传病史或遗传病家族史的需做遗传咨询及产前诊断。　　（　　）

7. 整个孕期对孕妇的身高只测量一次。　　　　　　　　　　　　　（　　）

8. 测孕妇血色素是为了判断是否有贫血。　　　　　　　　　　　　（　　）

9. 妊娠 32 周称为胎儿。　　　　　　　　　　　　　　　　　　　（　　）

10. 宫内营养不良可致胎儿体格生长落后，但不会影响脑的发育。　（　　）

11. 妊娠不同时期药物对胚胎、胎儿的影响有所区别。　　　　　　（　　）

12. 孕期应注意避免纯吃素食。　　　　　　　　　　　　　　　　（　　）

13. 孕妇甲状腺功能旺盛，则碘的需要量减少。　　　　　　　　　（　　）

14. 患有心脏、肾脏疾病的孕妇不适于运动。　　　　　　　　　　（　　）

15. 妊娠 26～27 周，孕妇自觉有胎动。　　　　　　　　　　　　（　　）

16. 妊娠 20 周后经孕妇腹壁可触摸到胎体。　　　　　　　　　　（　　）

17. 妊娠 24 周胎儿皮肤呈皱缩状。　　　　　　　　　　　　　　（　　）

18. 孕中期孕妇对自身的变化逐渐适应，多数孕妇情绪稳定、心情愉快且维持较长时间。　　　　　　　　　　　　　　　　　　　　　　　　　　　　　　（　　）

19. 少数孕妇由于家庭对胎儿性别过度关注等因素出现内省。　　　（　　）

20. 孕期每日保持 8～9 h 的睡眠，午休 1～2 h。　　　　　　　　（　　）

21. 35 岁以上的大龄孕妇没必要做唐氏综合征产前筛查。　　　　　（　　）

22. 检查孕妇有否外生殖道感染应查白带常规。　　　　　　　　　（　　）

23. 孕吐会使孕妇产生烦恼，因此陪检时要帮助其减轻症状。　　　（　　）

24. 按时到医院检查可确保孕妇和胎儿健康平安。　　　　　　　　（　　）

25. 胎动监测是孕妇自我检测胎儿情况的简单而有效的方法。　　　（　　）

26. 电子胎儿监护仪能连续记录胎心率的动态变化，以此对胎儿安危进行评估。（　　）

27. 子宫高度除用手测之外，还可用软皮尺测量耻骨联合上子宫长度及腹围。　（　　）

28. 孕妇不宜束胸，以免影响乳腺发育，引起乳汁不足。　　　　　（　　）

29. 乳头严重内陷的孕妇可用吸奶器吸牵乳头，使其向外突出，便于产后哺乳。（　　）

30. 产前乳头清洁，产后哺乳时不宜产生皲裂。（　　）

31. 在自然分娩过程中出现子宫收缩强力即可用人工辅助阴道分娩。（　　）

32. 胸式呼吸用于分娩的第 2 产程。（　　）

二、单项选择题（选择一个正确的答案，将相应的字母填入题内的括号中）

1. 孕妇早孕反应约发生在停经后（　　）周左右。

　　A. 4　　　　　B. 6　　　　　C. 8　　　　　D. 10

2. 孕妇每日要保持皮肤、外阴的清洁卫生，可选择（　　）。

　　A. 坐浴　　　　B. 淋浴　　　　C. 盆浴　　　　D. 桑拿浴

3. 妊娠早期孕妇身体没有明显变化，但被告知怀孕时会出现的心理反应是（　　）。

　　A. 震惊　　　　B. 恐惧　　　　C. 发怒　　　　D. 大叫

4. 妊娠早期孕妇出现焦虑情绪时调节方法不妥的是（　　）。

　　A. 注意力转移法　　B. 音乐放松法　　C. 倾诉法　　　D. 运动法

5. 指导丈夫多与孕妇沟通，给予关爱和心理支持属于（　　）。

　　A. 健康指导　　　B. 稳定情绪　　　C. 社会支持　　　D. 家庭支持

6. 通过产前检查除了解孕妇的健康状况外还需了解（　　）。

　　A. 家属健康情况　　　　　　　B. 胎儿的发育情况

　　C. 孕妇生活情况　　　　　　　D. 孕妇活动情况

7. （　　）是孕期检查必测的项目。

　　A. 身高　　　　B. 体重　　　　C. 体温　　　　D. 呼吸

8. 从受精卵形成到胎儿出生这一时期称为（　　）。

　　A. 胚胎　　　　B. 胎儿期　　　　C. 新生儿期　　　D. 婴儿期

9. 妊娠早期孕妇病毒感染可导致胎儿（　　）。

　　A. 体格发育受阻　　B. 脑发育迟缓　　C. 肢体发育不良　　D. 先天畸形

10. 合理安排孕妇饮食不妥的是（　　）。

　　A. 酸碱平衡　　　B. 颜色平衡　　　C. 辛辣平衡　　　D. 粗细平衡

11. 孕妇 16～24 周期间，每日应增加蛋白质 15 g，相当于（　　）个鸡蛋。

　　A. 1　　　　　B. 2　　　　　C. 3　　　　　D. 4

12. 适宜孕妇锻炼的运动是（　　　）。

　　A. 跑步　　　　　B. 散步　　　　　C. 骑车　　　　　D. 爬坡

13. 孕中期是指妊娠（　　　）周。

　　A. 8～12　　　　B. 13～27　　　　C. 28～32　　　　D. 33～36

14. 孕中期子宫出盆腔上升到腹部产生（　　　）。

　　A. 肠蠕动增加　　B. 上腹受压　　　C. 膀胱受压　　　D. 尿频尿缓

15. 一般在妊娠的（　　　）周从外生殖器可以辨别胎儿性别。

　　A. 12　　　　　　B. 16　　　　　　C. 20　　　　　　D. 24

16. 随着妊娠的进展，孕妇的注意力转移到关注（　　　）。

　　A. 自己　　　　　B. 家人　　　　　C. 朋友　　　　　D. 胎儿

17. 妊娠中期的心理特点之一是强化了（　　　）。

　　A. 对母亲的情感　　　　　　　B. 对胎儿的情感

　　C. 对丈夫的情感　　　　　　　D. 对医务人员的情感

18. 孕期运动量应随着妊娠月份的增加而（　　　）。

　　A. 逐渐增加　　　B. 逐渐减少　　　C. 适当调整　　　D. 维持不变

19. 唐氏综合征产前筛查如出现阳性应做（　　　）。

　　A. B 超　　　　　B. 生化检查　　　C. 羊水穿刺　　　D. 尿检

20. 正常情况下 20～24 孕周需做一次 B 超筛查，鉴定胎儿（　　　）。

　　A. 是否正常　　　B. 发育情况　　　C. 胎位　　　　　D. 胎儿大小

21. 孕检陪护中最常见孕妇产生的不适症状是（　　　）。

　　A. 呕吐　　　　　B. 口渴　　　　　C. 饥饿　　　　　D. 犯困

22. 孕检中出现的呕吐症状预防的方法是（　　　）。

　　A. 给予喝水　　　　　　　　　B. 给予躺下

　　C. 早晨出门前吃一些饼干　　　D. 做深呼吸

23. （　　　）不是定期产检的目的。

　　A. 了解胎儿大小　　　　　　　B. 了解胎先露

　　C. 了解胎方位　　　　　　　　D. 了解胎儿排泄

24. 孕晚期产检的内容不包括（   ）。

    A. 子宫底高度   B. 胎动   C. 胎心   D. 尿妊娠试验

25. 下列检查方法不妥的是（   ）。

    A. 胎动计数孕妇可自测   B. 胎心可用电子胎儿监护仪测

    C. 胎儿脐动脉血流用 B 超测   D. 胎盘成熟度用 B 超测

26. 35 周后应（   ）胎心监护。

    A. 1 天 1 次   B. 1 周 1 次   C. 1 周 2 次   D. 3 天 1 次

27. 乳头平坦或内陷的孕妇，应在（   ）开始纠正。

    A. 12～16 周   B. 20～24 周   C. 28～32 周   D. 36～38 周

28. 为减少产后乳腺炎的发生，产前可做乳头清洁，方法是用（   ）擦洗。

    A. 清洁毛巾沾温水   B. 清洁毛巾沾肥皂水

    C. 脱脂棉球沾乙醇   D. 脱脂棉球沾肥皂水

29. 自然阴道分娩不适合于（   ）的情况。

    A. 胎儿发育正常   B. 孕妇骨盆发育正常

    C. 孕妇身体状况良好   D. 子宫收缩乏力

30. 关于手术分娩适应证不妥当的是（   ）。

    A. 孕妇骨盆狭小者   B. 产道异常者

    C. 孕妇及家属要求   D. 胎盘异常者

31. 分娩时减轻疼痛的技巧中有助于放松的方法不包括（   ）。

    A. 保持良好的心情   B. 深呼吸

    C. 按摩   D. 改变体位

陪产保健

一、判断题（将判断结果填入括号中。正确的填"√"，错误的填"×"）

1. 产妇入院前必须进行沐浴、修剪头发和指甲等个人卫生工作。   （   ）

2. 产妇在临产前适当食用巧克力对母婴均有益处。   （   ）

3. 母婴保育专护中心派送护士陪产实行 24 小时制。　　　　　　　　（　　）

4. 孕妇住院期间可以按自己的需求，更换自带的床单和被褥。　　　（　　）

5. 在孕妇宫缩疼痛出汗后应及时为孕妇擦浴，保持身体清洁。　　　（　　）

6. 护理人员在产妇入院后至生产出院前都应表现其和蔼可亲的态度。（　　）

7. 要耐心讲解分娩过程的阵痛是正常现象，消除孕产妇顾虑，缓解紧张情绪。（　　）

8. 产妇排空大、小便可减少产道细菌感染的机会。　　　　　　　　（　　）

9. 产妇临产前应定时大便，养成晨起排便习惯。　　　　　　　　　（　　）

10. 产妇临产前都会出现一定程度的紧张心理，最希望得到丈夫的鼓励和支持。（　　）

11. 新生母婴生活必需物品必须由医院提供。　　　　　　　　　　　（　　）

12. 室内物品摆放要整齐，随时通风，保持空气清新。　　　　　　　（　　）

13. 产妇出产房第一时间见到陪护人员增加了产后休养的安全感。　　（　　）

14. 产后是产妇精神状态最不稳定的时期，因此要多加关心。　　　　（　　）

15. 护理安全是护理质量的基础，也是提供优质护理的保障。　　　　（　　）

16. 护理安全是防范产妇产后修复的重要环节。　　　　　　　　　　（　　）

17. 产褥期生殖系统的变化最大，主要是子宫复旧不全。　　　　　　（　　）

18. 正常分娩者，产后稍事休息即可进食。　　　　　　　　　　　　（　　）

19. 产后 1～2 天产妇常感到口渴，喜欢吃流质和半流质饮食。　　　（　　）

20. 产褥早期血液仍处于高凝状态，有利于减少产后出血。　　　　　（　　）

21. 产后 28 天，产妇才进入新的角色，独立完成孩子的抚育。　　　（　　）

22. 保证充足的睡眠，有助于产妇身体迅速康复。　　　　　　　　　（　　）

二、单项选择题（选择一个正确的答案，将相应的字母填入题内的括号中）

1. 入院前产妇应准备的用品不包括（　　　　）。

　　A. 医疗证、产前检查证　　　　　　B. 身份证、准生证

　　C. 现金或信用卡　　　　　　　　　D. 户口本

2. 入院前为新生儿准备的物品不包括（　　　　）。

　　A. 连衣裤　　　　B. 牛奶　　　　C. 一次性尿片　　　D. 无纺纱布

3. 母婴保育专护中心启动孕妇入院程序的第一步是（　　　　）。

A. 接到孕妇电话   B. 接到医院电话

C. 接到管家部电话   D. 接到护理部电话

4. 孕妇住院期间床单应该使用的是（   ）。

A. 医院的床单   B. 家庭的床单

C. 母婴保育专护中心的床单   C. 新买的床单

5. 孕妇住院待产期间饮食不妥的是（   ）。

A. 清淡食物   B. 高蛋白食物   C. 富含营养食物   D. 少量多次

6. 孕妇产前的心理暗示有助于（   ）。

A. 减轻疼痛   B. 顺利进行分娩   C. 剖宫产   D. 分娩助产

7. 孕妇产前的心理暗示的意义与（   ）没有直接关系。

A. 降低难产概率   B. 降低传染病的发生

C. 有利于产妇的健康   D. 有利于新生儿健康

8. 陪产人员在孕妇临产前可协助医务人员做好的心理暗示辅导是（   ）。

A. 产妇尽快熟悉环境   B. 检查产程进展

C. 观察胎心   D. 准备生产

9. 孕产妇分娩前应做到定时小便，其方法是（   ）。

A. 每隔半小时排尿 1 次   B. 每隔 1～2 h 排尿 1 次

C. 每隔 2～4 h 排尿 1 次   D. 每隔 4～6 h 排尿 1 次

10. 孕产妇产前排空大小便的意义是有利于（   ）。

A. 膀胱保持空虚状态   B. 子宫收缩

C. 肠腔清洁   D. 疼痛减轻

11. 新生儿诞生时产妇需准备的物品不妥的是（   ）。

A. 卫生用品   B. 生活用品   C. 四季衣服   D. 吸乳器

12. 新生母婴房间的温度是（   ）℃。

A. 18～20   B. 20～22   C. 24～26   D. 26～28

13. 新生母婴房间的湿度是（   ）。

A. 40%～50%   B. 50%～60%   C. 60%～70%   D. 70%～80%

14. 当产妇出产房时看到陪护人员的迎接会感受到（　　　）。

　　A. 被重视　　　　B. 被接纳　　　　C. 被关爱　　　　D. 被宠爱

15. 家庭成员除在生活上关心、体贴产妇外，还要（　　　）。

　　A. 有同情心　　　B. 倾听其倾诉　　C. 建立社会关系　D. 争取单位的支持

16. 与护理安全的重要性无关的是（　　　）。

　　A. 提高护理工作质量　　　　　　　B. 创造和谐母婴保育环境

　　C. 保护护理人员的自身安全　　　　D. 提高差错事故的发生率

17. 新生儿哺乳时的安全要求措施是（　　　）。

　　A. 防跌倒　　　　B. 防交叉感染　　C. 防溢奶　　　　D. 防窒息

18. 产后产妇子宫变化的特点，下列描述错误的是（　　　）。

　　A. 产后 1 h 子宫体降至脐平　　　　B. 子宫每日下降 1～2 cm

　　C. 产后 10 日子宫降入盆腔　　　　 D. 产后 4 周子宫基本恢复到孕前大小

19. 产后卫生保健指导的内容中，（　　　）是不正确的。

　　A. 便后应冲洗会阴　　　　　　　　B. 褥汗多应每天擦浴

　　C. 每天应用温水洗漱　　　　　　　D. 会阴伤口每天应坐浴

20. 由于产后产妇不习惯卧床排尿等原因，易发生（　　　）。

　　A. 会阴伤口疼痛　　　　　　　　　B. 宫缩痛

　　C. 尿潴留　　　　　　　　　　　　D. 腹痛

21. 产后心理变化特点不包括（　　　）。

　　A. 依赖　　　　　B. 喜悦　　　　　C. 抑郁　　　　　D. 恐惧

22. 产后 2 h 应严密观察（　　　）。

　　A. 生命体征　　　B. 腹痛　　　　　C. 伤口　　　　　D. 恶露

23. 产后生活护理内容不包括（　　　）。

　　A. 饮食保健　　　B. 卫生保健　　　C. 休息　　　　　D. 体检

产褥期保健

一、判断题（将判断结果填入括号中。正确的填"√"，错误的填"×"）

1. 居室宜通风，冷暖要适中，可用中央空调调节。 （   ）

2. 产妇入住母婴保育专护中心，客房物品准备不包括产妇衣裤。 （   ）

3. 母婴保育专护人员接到通知要迎接出院的母婴到母婴保育专护中心时，应放下手中工作立即到大门口迎接。 （   ）

4. 出入母婴保育专护中心者应该做到洗手、换鞋、测体温、穿母婴保育专护中心衣服。
（   ）

5. 母婴出院来到母婴保育专护中心时，应将新生儿安排在育婴室并安置舒适。 （   ）

6. 了解产妇产后的睡眠情况是产妇产后健康评估内容之一。 （   ）

7. 产妇产后子宫的变化可通过问诊方法了解。 （   ）

8. 测脉搏用食指、中指、无名指按桡动脉 30 s。 （   ）

9. 测得的呼吸数记录单位是次/min。 （   ）

10. 产后腹壁明显松弛，腹壁紧张度在产后 6～8 周恢复。 （   ）

11. 要做好产褥期保健指导，促进产妇身体早日康复。 （   ）

12. 产褥期保健操开始于产后一个月。 （   ）

13. 伴随宝宝健康顺利地出生，产妇会产生喜悦感。 （   ）

14. 产褥期母婴保育工作与责任引起的困惑成为诱发心理不适的因素之一。 （   ）

15. 产褥期的产妇一般都会出现不同程度的抑郁心理。 （   ）

16. 很多产妇都可能发生产后情绪的变化，绝大多数人会自然恢复正常。 （   ）

17. 产妇在产褥期均会产生产褥热，一定要注意加强对疾病的预防。 （   ）

18. 产妇在产后出现生殖器官感染与其激素水平下降有关。 （   ）

19. 母婴保育专护中心开展的母婴保育中具备部分的医疗行为。 （   ）

20. 高热量的饮食可满足子宫修复和泌乳的需要。 （   ）

21. 产褥期不食过咸的食品，过多盐分会导致水肿。 （   ）

22. 进食含铁食物可制造红细胞，补充产时的失血。（　　）

23. 月子餐要保证充分的优质动物蛋白质，如鸡、鱼、瘦肉等。（　　）

24. 母乳喂养可减少乳腺癌的发生。（　　）

25. 母乳中含有大量抗体，通过哺乳提供给新生儿。（　　）

26. 产后给产妇进行乳房热敷可刺激泌乳。（　　）

27. 在喂奶之前应洗手、清洁乳头，可用酒精或肥皂液清洁。（　　）

28. 在喂奶之前应用温水洗手、温开水清洁乳头。（　　）

29. 一般每次哺乳 10 min 后乳汁基本吸尽。（　　）

30. 乳腺出现胀肿时，吸出的奶应储存冰箱。（　　）

31. 能增强腹壁肌张力的健身活动是抬腿、仰卧起坐和缩肛动作。（　　）

32. 深呼吸运动应取仰卧位、深吸气、扩大胸腔、维持数秒后呼气、全身放松。（　　）

33. 运动后出现食欲增加应向医生咨询和调整运动量。（　　）

34. 产后锻炼应适时适量、循序渐进、坚持不懈。（　　）

35. 产后锻炼宜在两餐之间或就寝前，避免在饭前或饭后 1 h 内进行。（　　）

36. 皮下缓释避孕药埋植 12 h 后开始发挥避孕作用。（　　）

37. 皮下埋植缓释避孕药有效期 3 年，到时再补充。（　　）

38. 阴道避孕药膜的使用，不易发生避孕失败的结果。（　　）

39. 清洁浴袍应折叠整齐摆放在衣柜内。（　　）

40. 客户入住前客房的用物应按客人的需要摆放。（　　）

41. 清洁灯具，电器应关闭电源。（　　）

42. 卫生间台面应随时用消毒液清洗、擦干。（　　）

43. 母婴保育专护中心在客户离开后寄上纪念册。（　　）

44. 用送别的语言与客人告别，给客户以亲切温暖的感觉，增强客人的归属感。（　　）

二、单项选择题（选择一个正确的答案，将相应的字母填入题内的括号中）

1. 客房入住环境准备的要求不包括（　　　）。

　　A. 家具要调整　　　B. 温湿度合理　　　C. 空气清新　　　D. 物品摆放合理

2. 新生儿入住环境准备要求最重点的是（　　　）。

    A. 色彩   B. 光线   C. 安全   D. 玩具

3. 新生儿入住不需准备的物品是（   ）。

    A. 婴儿床   B. 奶粉   C. 奶瓶   D. 摇篮

4. 当产妇出院来到母婴保育专护中心时，与母婴保育专护人员接待无关的是（   ）。

    A. 主动迎接   B. 热情接待   C. 微笑介绍   D. 及时送餐

5. 为确保母婴入住母婴保育专护中心得到良好的休养环境，管理中应明确（   ）。

    A. 家人只能在公共区域   B. 限制探望者出入

    C. 废物扔房间内   D. 公共区域不抽烟

6. 母婴出院来到母婴保育专护中心时应立即安置产妇在（   ）。

    A. 接待室   B. 原订房间   C. 大厅   D. 空客房

7. 产妇健康资料基本内容不包括（   ）。

    A. 饮食   B. 治疗   C. 睡眠   D. 排泄

8. 了解产妇的生活习惯信息，其资料收集的途径为（   ）。

    A. 望诊   B. 触诊   C. 问诊   D. 听诊

9. 产妇产后健康检查测量的内容最重要的是（   ）。

    A. 生命体征   B. 瞳孔   C. 呼吸   D. 脉搏

10. 产妇测得体温是 37 度 2，正确记录的方法是（   ）。

    A. 37.2 度   B. 37 度.2   C. 37.2℃   D. 37℃2

11. 产褥期生殖系统的变化最大，主要是（   ）。

    A. 乳房增大   B. 子宫复旧   C. 尿量增多   D. 恶露排出

12. （   ）与产褥期保健指导内容无关。

    A. 饮食保健   B. 卫生保健   C. 运动与休息   D. 预防与治疗

13. 产褥期比较少见的心理变化是（   ）。

    A. 依赖   B. 喜悦   C. 悲伤   D. 抑郁

14. 产褥期出现依赖心理的原因是（   ）。

    A. 分娩的痛苦   B. 新生儿的出生   C. 初为人母   D. 分娩的疲劳

15. 减轻产妇产后焦虑心理的方法是（   ）。

A. 及时沟通　　　B. 耐心倾听　　　C. 转移注意力　　　D. 鼓励独立

16. 产后机体的抵抗力下降，常见的疾病不包括（　　　）。

　　A. 生殖器官感染　　　　　　　　B. 乳腺炎

　　C. 肺炎　　　　　　　　　　　　D. 乳头皲裂

17. 产妇在产后出现生殖器官感染的原因除机体抗病能力下降外，主要还有（　　　）的原因。

　　A. 子宫创伤还没有愈合　　　　　B. 会阴充血水肿

　　C. 激素水平下降　　　　　　　　D. 饮食营养不合理

18. 产妇在产后出现乳腺炎的原因除机体抗病能力下降外，还有（　　　）的原因。

　　A. 乳头发育正常　　　　　　　　B. 乳汁淤积

　　C. 乳晕皮肤厚　　　　　　　　　D. 乳汁被吸空

19. 产妇产后出现轻度不适时首先处理的方法是（　　　）。

　　A. 安排去医院就诊　　　　　　　B. 安排医生会诊

　　C. 给予对症治疗　　　　　　　　D. 给予对症处理

20. 产后膳食营养的一般原则不包括（　　　）。

　　A. 三高饮食　　　B. 荤素兼备　　　C. 富含营养　　　D. 易于消化

21. 高蛋白饮食应选用（　　　）。

　　A. 豆类食品为主　　　　　　　　B. 动物蛋白为主

　　C. 植物蛋白为主　　　　　　　　D. 蔬果蛋白为主

22. 产后每天提供的餐饮次数适宜的是（　　　）次。

　　A. 2～3　　　B. 3～4　　　C. 4～5　　　D. 5～6

23. 产后第二周的月子餐应（　　　）。

　　A. 清淡不油腻　　　B. 适当进补　　　C. 为滋补的汤料　　　D. 平衡膳食

24. 母乳喂养有利于促进产妇子宫收缩，可预防（　　　）。

　　A. 产后出血　　　B. 乳腺小叶增生　　　C. 泌乳　　　D. 疼痛

25. 母乳喂养有利于产后（　　　）。

　　A. 体形恢复　　　B. 体重恢复　　　C. 食欲恢复　　　D. 乳房恢复

26. 母乳喂养可促进（　　　）。

　　A. 母婴间感情　　　　　　　　　B. 新生儿睡眠

　　C. 新生儿的依赖性　　　　　　　D. 新生儿的排泄

27. 产后催乳的常用方法不包括（　　　）。

　　A. 中药方剂　　　　B. 西药　　　　C. 中医针刺　　　　D. 大量汤剂

28. 母乳喂养的方法最常用的是（　　　）。

　　A. 摇篮式　　　　B. 足球式　　　　C. 侧卧式　　　　D. 仰卧式

29. 产妇分娩后比较疲劳，为省力和便于休息，母乳喂养的方法可取（　　　）。

　　A. 摇篮式　　　　B. 足球式　　　　C. 侧卧式　　　　D. 仰卧式

30. 新生儿出生最初 2～3 天每次每侧乳房亲喂时间为（　　　）min。

　　A. 1～2　　　　B. 2～4　　　　C. 5～6　　　　D. 8～10

31. 乳腺管阻塞的处理方法是（　　　）。

　　A. 乳房按摩　　　　　　　　　　B. 疏通淤积的乳汁

　　C. 人工挤奶　　　　　　　　　　D. 乳房热敷

32. 盆腔肌肉松弛会导致（　　　）。

　　A. 宫缩乏力　　　　B. 腹壁松弛　　　　C. 腰酸　　　　D. 尿液控制力差

33. 产后保健操的内容不包括（　　　）。

　　A. 深呼吸运动　　　　B. 原地跑步　　　　C. 缩肛运动　　　　D. 全身运动

34. 抬腿运动主要锻炼（　　　）。

　　A. 腰部肌肉　　　　B. 腹直肌　　　　C. 小腿肌　　　　D. 背部肌肉

35. 运动后尿液出现少而色深应考虑（　　　）。

　　A. 正常反应　　　　B. 异常反应　　　　C. 调整运动　　　　D. 到医院检查

36. 产后机体锻炼时应做到（　　　）。

　　A. 室内保持空气流通　　　　　　B. 穿紧身衣裤

　　C. 选择在床上做　　　　　　　　D. 注意呼吸

37. 哺乳期避孕的方法是采用（　　　）。

　　A. 哺乳避孕　　　　　　　　　　B. 复方避孕药

C. 阴道避孕药膜　　　　　　　　　　D. 避孕套

38. 哺乳期可选的避孕方法不包括（　　　）避孕。

A. 宫内节育器　　　　　　　　　　　B. 避孕套

C. 口服避孕药　　　　　　　　　　　D. 长效避孕针

39. 哺乳期不安全的避孕方法是（　　　）避孕。

A. 宫内节育器　　　　　　　　　　　B. 避孕套

C. 哺乳　　　　　　　　　　　　　　D. 长效避孕针

40. （　　　）容易发生哺乳期妊娠。

A. 宫内节育器　　B. 避孕套避孕　　C. 哺乳避孕　　　D. 长效避孕针避孕

41. 客房清洁布草的摆放不正确的是（　　　）。

A. 清洁毛巾放卫生间　　　　　　　　B. 清洁衣裤放布草袋内

C. 浴袍挂在衣柜内　　　　　　　　　D. 枕芯、被芯放衣柜内

42. 客户离开客房后物品的整理正确的是（　　　）。

A. 铺床单位　　　　　　　　　　　　B. 卫浴毛巾放卫生间

C. 洗漱物品放梳洗台上　　　　　　　D. 母婴衣裤放客厅

43. 坐便器的清洁正确的是（　　　）。

A. 清洁毛巾擦拭　　　　　　　　　　B. 热毛巾擦拭

C. 消毒液毛巾擦拭　　　　　　　　　D. 干毛巾擦拭

44. 客房家具清洁方法正确的是采用（　　　）。

A. 干毛巾擦拭　　B. 湿毛巾擦拭　　C. 清洁剂擦拭　　D. 消毒剂擦拭

45. 纪念册送到客户手上的时间是（　　　）。

A. 离开医院时　　B. 进入会所时　　C. 将离开会所时　　D. 离开会所时

46. 母婴满月出母婴保育专护中心时，母婴保育专护人员应送到（　　　）。

A. 客房门口　　B. 大厅门口　　C. 车门口　　　D. 家门口

新生儿保育

一、判断题（将判断结果填入括号中。正确的填"√"，错误的填"×"）

1. 育婴室最好备有空调。 （　　）

2. 早产儿室的湿度应该比足月新生儿育婴室的湿度高。 （　　）

3. 育婴室空气要保持流通，所以不能用空调。 （　　）

4. 育婴室应该安置在阳光充足的朝南区域。 （　　）

5. 婴儿床应舒适、实用、安全。 （　　）

6. 婴儿床上用品应尽量固定，不随意更换。 （　　）

7. 婴儿床应安排在四周无异物、无直射光源、空气流通的背风处。 （　　）

8. 母亲的妊娠史对新生儿的健康评估已经不再重要了。 （　　）

9. 体格检查的顺序应根据情况灵活掌握。 （　　）

10. 与家长交谈中，应该使用暗示的语气来引导家长。 （　　）

11. 新生儿身长越长说明营养状况越好。 （　　）

12. 随着年龄的增长，原始反射在一定年龄消失。 （　　）

13. 新生儿出生时脊髓的发育已基本完成，且已具备功能。 （　　）

14. 新生儿出生时，正常情况下身长平均为 50 cm。 （　　）

15. 新生儿身高是指头顶至足底的长度。 （　　）

16. 体重是判断小儿营养状况最重要的指标。 （　　）

17. 头围越大说明孩子越聪明。 （　　）

18. 沿乳头下缘水平绕胸一周的长度为胸围。 （　　）

19. 新生儿的皮肤娇嫩，屏障功能弱。 （　　）

20. 新生儿全身皮肤温度是均匀一致的。 （　　）

21. 正常新生儿四肢屈曲，肌肉有一定张力。 （　　）

22. 每次哺乳时吸完一侧再吸另一侧。 （　　）

23. 每次哺乳时间不能少于 20 min。 （　　）

24. 应该按需喂养而不是定时定量喂养。 （　　）

25. 补授法因为不减少吸吮次数，对刺激母乳分泌有利。 （　　）

26. 乳品的量按小儿的年龄和体重计算。 （　　）

27. 采用无人式授乳方法效率高，节省人力。 （　　）

28. 牛乳哺喂每日 6～7 次为宜。 （　　）

29. 乳品调制成适宜的浓度、量和温度进行喂乳。 （　　）

30. 新生儿体内水分不足时，易发生"脱水热"。 （　　）

31. 婴儿年龄越小脉搏越慢。 （　　）

32. 新生儿脉搏快慢和体重有关。 （　　）

33. 新生儿呼吸表浅、节律不规则。 （　　）

34. 新生儿呼吸、脉搏快都是正常的。 （　　）

35. 新生儿脐带在出生 1 个月后残端自行脱落。 （　　）

36. 正常情况下用一根 75％酒精棉签清洁脐部，重复擦拭 3 次。 （　　）

37. 新生儿皮肤必须经常清洗、保持干燥，尤其是皮肤皱褶处。 （　　）

38. 新生儿的衣服应该宽大，选用透气、吸汗性好的全棉织品。 （　　）

39. 新生儿每次大便后都应该用温水清洗会阴和臀部。 （　　）

40. 新生儿臀部发热潮红，严重时会起水泡或出现尿布疹。 （　　）

41. 新生儿出现假月经时无须特别治疗，1～2 天内自然停止。 （　　）

42. 新生儿的大便性状与喂养方式、奶质有关。 （　　）

43. 新生儿出现灰白色大便可能为胆道闭锁。 （　　）

44. 为防止新生儿出现溢奶，注意不要让新生儿吸入过多的空气。 （　　）

45. 新生儿颅内压升高时可出现喷射样呕吐。 （　　）

46. 母乳喂养的宝宝一般容易感到渴而引起哭闹。 （　　）

47. 新生儿没有控制食量的能力，喂得太饱出现不安哭闹是难免的。 （　　）

48. 早产儿的棕色脂肪多，产热能力差，寒冷时易发生低体温。 （　　）

49. 早产儿葡萄糖阈值高，易发生糖尿。 （　　）

50. 早产儿消化功能差，能量达不到需要量，需肠道外营养补充。 （　　）

51. 早产儿棕色脂肪多，产热能力强，夏天易发生高热。 （　　）

52. 预防接种是有针对性地将生物制品接种到人体内，使之产生非特异性免疫力。 （　　）

53. 卡介苗是采用牛型结核杆菌菌株制成的活疫苗。 （　　）

54. 新生儿出生一周后必须接种卡介苗。 （　　）

55. 婴儿采取按需哺乳，有利于乳汁分泌。 （　　）

56. 婴儿采取定时哺乳，有利于乳汁分泌。 （　　）

57. 3～4月龄的婴儿能区别愉快与不愉快的气味。 （　　）

58. 新生儿对痛觉反应不敏感、较迟钝，2个月后逐渐改善。 （　　）

59. 婴儿出生后应尽早户外活动，到人少、空气新鲜的地方进行户外活动。 （　　）

60. 婴儿接受日光照射能预防佝偻病。 （　　）

二、单项选择题（选择一个正确的答案，将相应的字母填入题内的括号中）

1. 早产儿室的室内温度应该保持在（　　）℃。

    A. 20～22   B. 22～24   C. 24～26   D. 26～28

2. 育婴室的室内湿度应该为（　　）。

    A. 25%～35%   B. 35%～45%   C. 45%～55%   D. 55%～65%

3. 早产儿室的室内湿度应该为（　　）。

    A. 25%～35%   B. 35%～45%   C. 45%～55%   D. 55%～65%

4. 早产儿室的空气应该保持（　　）。

    A. 流通   B. 无尘   C. 无菌   D. 封闭

5. 育婴室条件允许的情况下，应该安排在（　　）。

    A. 朝东区域   B. 朝西区域   C. 朝南区域   D. 朝北区域

6. （　　）不是婴儿床单位设施必需的物品。

    A. 棉质床单   B. 防湿尿垫   C. 婴儿枕   D. 婴儿毛毯

7. 防湿尿垫应该可以（　　）。

    A. 免洗   B. 清洗   C. 保暖   D. 外用

8. 婴儿床单的面料应选择（　　）。

　　A. 全棉　　　　　　B. 真丝　　　　　　C. 毛料　　　　　　D. 无所谓

9. 新生儿健康评估资料中一般不包括（　　）。

　　A. 呼吸　　　　　　B. 心率　　　　　　C. 体温　　　　　　D. 氧饱和度

10. 给新生儿做体格检查时，（　　）是错误的。

　　A. 态度和蔼　　　　B. 动作轻柔　　　　C. 环境舒适　　　　D. 顺序从下到上

11. 正常足月新生儿的身长一般为（　　）cm。

　　A. 40　　　　　　　B. 45　　　　　　　C. 50　　　　　　　D. 55

12. 早产儿的身长一般不足（　　）cm。

　　A. 43　　　　　　　B. 47　　　　　　　C. 50　　　　　　　D. 52

13. 下列神经反射中，终生存在的是（　　）。

　　A. 吸吮反射　　　　B. 觅食反射　　　　C. 吞咽反射　　　　D. 踏步反射

14. 条件反射是建立在（　　）。

　　A. 大脑发育的基础上　　　　　　　　　B. 味觉的基础上

　　C. 非条件反射的基础上　　　　　　　　D. 触觉的基础上

15. 正常足月新生儿出生时身长平均为（　　）cm。

　　A. 40　　　　　　　B. 45　　　　　　　C. 50　　　　　　　D. 60

16. 身高与（　　）组织发育有关。

　　A. 肌肉　　　　　　B. 骨骼　　　　　　C. 肢体　　　　　　D. 下肢

17. 早产儿体重大多在（　　）g 以下。

　　A. 1 500　　　　　B. 2 000　　　　　C. 2 500　　　　　D. 3 000

18. 新生儿出生时头围平均为（　　）cm。

　　A. 30　　　　　　　B. 32　　　　　　　C. 34　　　　　　　D. 36

19. 新生儿出生时胸围平均为（　　）cm。

　　A. 30　　　　　　　B. 32　　　　　　　C. 34　　　　　　　D. 36

20. 正常足月儿的皮肤（　　）。

　　A. 弹性差　　　　　B. 胎毛多　　　　　C. 皮脂少　　　　　D. 红润

21. 早产儿的皮肤（　　）。

　　A. 富有弹性　　　B. 胎毛少　　　　C. 胎毛多　　　　D. 皮脂多

22. 早产儿四肢（　　）。

　　A. 不能活动　　　　　　　　B. 肌肉有一定张力

　　C. 肌张力低下　　　　　　　D. 四肢僵直

23. 正常足月新生儿一般生后（　　）内抱给母亲喂奶。

　　A. 半小时　　　B. 0.5～1 h　　C. 1～1.5 h　　D. 1.5～2 h

24. 人工喂养时，（　　）是不正确的。

　　A. 按需喂养　　B. 奶具专用　　C. 奶具严格消毒　　D. 定时定量

25. 早产儿人工喂养时，应（　　）。

　　A. 定时　　　　　　　　　　B. 定量

　　C. 用早产儿配方乳　　　　　D. 用滴管慢慢喂

26. 混合喂养最好选择（　　）代替母乳。

　　A. 鲜牛奶　　　B. 豆奶　　　　C. 米汤　　　　D. 配方奶粉

27. 4 个月的婴儿体重 6 kg，每天需要 8% 糖牛奶（　　）mL。

　　A. 500　　　　B. 550　　　　C. 660　　　　D. 770

28. 人工喂养时，正确的是（　　）。

　　A. 选用大口玻璃奶瓶　　　　B. 婴儿取坐位

　　C. 用手心试乳温　　　　　　D. 奶瓶呈水平位

29. 人工喂养每次哺喂时间是（　　）min。

　　A. 5　　　　　B. 10　　　　　C. 15　　　　　D. 30

30. 人工喂养的操作流程首先是（　　）。

　　A. 取奶粉　　　B. 取奶瓶　　　C. 调制乳制品　　　D. 洗净双手

31. 新生儿体温调节功能（　　）。

　　A. 差　　　　　B. 一般　　　　C. 较强　　　　D. 强

32. 新生儿脉搏正常值为（　　）次/min。

　　A. 140～160　　B. 120～140　　C. 110～130　　D. 100～110

33. 新生儿呼吸正常值为（　　）次/min。

A. 20～25　　　　B. 25～30　　　　C. 30～40　　　　D. 40～45

34. 新生儿发热时，（　　）是正确的。

A. 多喂水　　　　　　　　　　B. 紧闭门窗

C. 多加衣被发汗　　　　　　　D. 不能用温水沐浴

35. 给新生儿进行保温护理时，热水袋温度不宜超过（　　）℃。

A. 40　　　　　B. 50　　　　　C. 60　　　　　D. 70

36. 新生儿脐部观察内容不包括（　　）。

A. 红肿　　　　B. 有分泌物　　　C. 有肉芽　　　D. 有黄疸

37. 预防新生儿脐部感染的关键是（　　）。

A. 每天用酒精擦脐部　　　　　B. 保持干燥

C. 不能沐浴　　　　　　　　　D. 服用抗生素

38. 观察新生儿皮肤的主要内容应排除（　　）。

A. 水肿　　　　B. 黄疸　　　　C. 破损　　　　D. 皱褶

39. 正常新生儿应该（　　）沐浴。

A. 每天一次　　B. 隔天一次　　C. 一周一次　　D. 两周一次

40. 新生儿面颊和眉毛上方出现红色丘疹应考虑出现（　　）。

A. 皮炎　　　　B. 皮疹　　　　C. 粟粒疹　　　　D. 皮肤湿疹

41. 新生儿出现尿布疹可用（　　）涂臀部。

A. 鞣酸软膏　　B. 润肤软膏　　C. 抗菌软膏　　D. 止痛软膏

42. 新生儿大便出现（　　）是异常的。

A. 水样便　　　B. 糊状便　　　C. 混有黏液　　D. 脓血便

43. 新生儿出生后 48 h 仍无尿排出，应考虑有无（　　）。

A. 饥饿　　　　B. 泌尿系统畸形　C. 缺水　　　　D. 缺喂奶

44. 新生儿出现喷射呕吐应（　　）。

A. 及时止吐　　　　　　　　　B. 及时去医院检查

C. 侧卧位　　　　　　　　　　D. 抱起

45. 喂乳后给予头高侧卧位，避免呕吐物吸入气管，引起（　　）。

A. 哭闹　　　　　B. 窒息　　　　　C. 呼吸困难　　　　D. 胃部不适

46. 新生儿啼哭的生理原因不包括（　　　）。

A. 尿布尿湿了　　　　　　　　　B. 新生儿饿了

C. 新生儿喂得太饱了　　　　　　D. 新生儿发烧

47. 新生儿啼哭首先是不舒服了，其次考虑的是（　　　）。

A. 尿了　　　　　B. 排便了　　　　C. 换尿布　　　　D. 要抱了

48. 新生儿因奶粉人工喂乳出现口渴啼哭，应给予适量的水，其方法是（　　　）。

A. 奶粉喂乳后即喂水　　　　　　B. 奶粉喂乳的两次中间喂一次水

C. 新生儿哭了即喂水　　　　　　D. 新生儿睡醒哭了即喂水

49. 关于早产儿的循环系统特点错误的是（　　　）。

A. 心率偏快　　　　　　　　　　B. 血压较低

C. 可伴有动脉导管开放　　　　　D. 心率偏慢

50. 早产儿消化功能尚不完善，喂养首先应该选择的是（　　　）。

A. 母乳　　　　　B. 配方乳　　　　C. 混合乳　　　　D. 全脂奶粉

51. 早产儿消化系统的特点不包括（　　　）。

A. 吸吮力差　　　B. 胆酸分泌多　　C. 吞咽反射弱　　D. 胃容量小

52. 早产儿出生后应给予（　　　）。

A. 吸氧　　　　　B. 喂水　　　　　C. 安置暖箱　　　D. 注射疫苗

53. 有计划地使用生物制品进行预防接种，可提高人群的（　　　）。

A. 免疫水平　　　B. 免疫种类　　　C. 免疫分类　　　D. 免疫程序

54. 新生儿接种卡介苗是为了预防（　　　）。

A. 白喉　　　　　B. 麻疹　　　　　C. 结核病　　　　D. 百日咳

55. 预防接种卡介苗的时间是出生后（　　　）。

A. 24小时内　　　B. 一周内　　　　C. 2周内　　　　D. 一个月内

56. 0～2个月的婴儿哺乳时间提倡的是（　　　）。

A. 定时喂养　　　B. 按需喂养　　　C. 计量喂养　　　D. 睡醒即喂

57. 随着婴儿月龄的长大，3～6个月时，可采取（　　　）。

A. 定时喂养　　　B. 按需喂养　　　C. 计量喂养　　　D. 睡醒即喂

58. 婴儿第一年定期健康检查一般间隔时间为（　　　）。

　　A. 1 个月　　　B. 2 个月　　　C. 3 个月　　　D. 6 个月

59. 训练 1 月龄婴儿的视觉发育的最佳方法是（　　　）。

　　A. 看灯光　　　　　　　　　　B. 看大人的手

　　C. 看能动的有颜色物体　　　　D. 看小人书

60. 婴儿体格锻炼的方法正确的是（　　　）。

　　A. 户外活动一年四季均可　　　B. 日光浴时应穿衣

　　C. 水浴的水温固定在 50℃　　　D. 婴儿抚触可在喂奶后

61. 婴儿腹泻最为常见的感染因素是（　　　）。

　　A. 病毒　　　B. 细菌　　　C. 真菌　　　D. 寄生虫

婴儿健康服务

一、判断题（将判断结果填入括号中。正确的填"√"，错误的填"×"）

1. 生长发育是一个连续等速的过程。（　　　）

2. 生长发育具有个体差异。（　　　）

3. 1 岁小儿的平均身长为 85 cm。（　　　）

4. 出生前半年体重计算公式为：出生体重（kg）＋月龄×0.7（kg）。（　　　）

5. 小儿出牙时，可能出现流涎、烦躁等现象，是正常的。（　　　）

6. 出牙是有一定顺序的，有些疾病可以导致出牙顺序明显紊乱。（　　　）

7. 出牙顺序一般上面先于下面。（　　　）

8. 主要根据婴儿的月龄来计算其每日总热量的需要量。（　　　）

9. 小儿能量需要来源于蛋白质。（　　　）

10. 人体必需的营养素包括水、蛋白质、脂肪、糖、维生素、矿物质等。（　　　）

11. 婴儿容易缺乏维生素 D。（　　　）

12. 婴儿期始终不应该给孩子吃固体食物。（　　　）

13. 母乳喂养的婴儿不需要添加任何辅食。 （　　）

14. 孩子生病时，应暂缓添加辅食。 （　　）

15. 边喂孩子边和孩子玩游戏，可以帮助孩子接受新食物。 （　　）

16. 婴儿患病时不宜断奶。 （　　）

17. 营养素是食物中经过消化、吸收和代谢能够维持生命活动的物质。 （　　）

18. 宝宝的房间越安静越好。 （　　）

19. 1 个月的宝宝就可以开始进行抬头训练。 （　　）

20. 充足的睡眠对婴儿的生长发育极其重要。 （　　）

21. 菌苗属于常用主动免疫制剂。 （　　）

22. 抗毒素属于常用被动免疫制剂。 （　　）

23. 新生儿已有视觉，瞳孔有对光反射。 （　　）

24. 口周是新生儿触觉高度敏感的部位。 （　　）

25. 新生儿娩出时因鼓室无空气，外耳道残留羊水，听力差。 （　　）

26. 新生儿娩出时因鼓室充满空气，外耳道通畅，听力好。 （　　）

27. 语言发育要经过发音、理解和表达 3 个阶段。 （　　）

28. 5～6 月龄婴儿能双手向前撑住独立坐稳。 （　　）

29. 7 月龄婴儿俯卧时可后退或原地打转。 （　　）

30. 注意是指人的心理活动集中于一定的人或物，是一切认识过程的开始。 （　　）

31. 1 岁后的幼儿手的精细动作发展缓慢。 （　　）

32. 计划免疫包括主动免疫和被动免疫，其作用机理是一样的。 （　　）

33. 患有急性传染病的患儿应及时进行常规预防接种。 （　　）

34. 免疫接种后出现的局部反应为红、肿、热、痛、有脓性渗出物。 （　　）

35. 免疫接种时一旦出现晕针，应立即送往抢救室抢救。 （　　）

36. 免疫接种时出现晕针应立即使患儿平躺（头低脚高位），并服用热开水或糖水。

（　　）

37. 常见婴儿意外伤害的因素分为物理性、化学性和生物性因素。 （　　）

38. 为预防婴儿烫伤，热水瓶应放在固定地方避免婴儿接触。 （　　）

39. 维生素 D 缺乏性佝偻病初期常伴有明显的骨骼改变。　　　　　　　　（　　　）

40. 富含铁的食物有动物肝、鱼、肉类、动物血。　　　　　　　　　　　（　　　）

二、单项选择题（选择一个正确的答案，将相应的字母填入题内的括号中）

1. 生长发育具有（　　　）。

    A. 等速性　　　　　B. 连续性　　　　　C. 平衡性　　　　　D. 统一性

2. 关于生长发育的顺序性，（　　　）是正确的。

    A. 由下到上　　　　B. 由里到外　　　　C. 由近到远　　　　D. 由复杂到简单

3. 不符合 1 周岁小儿正常生长发育的情况是（　　　）。

    A. 体重 9 kg　　　　B. 身长 75 cm　　　C. 头围 46 cm　　　D. 胸围 44 cm

4. 5 月龄婴儿的体重平均为（　　　）kg。

    A. 5　　　　　　　　B. 5.5　　　　　　　C. 6　　　　　　　　D. 6.5

5. 12 月龄的孩子通常有（　　　）颗牙。

    A. 6～8　　　　　　B. 8～10　　　　　　C. 10～12　　　　　D. 12～14

6. 关于出牙顺序，（　　　）是正确的。

    A. 先左后右　　　　B. 先右后左　　　　C. 自后向前　　　　D. 自前向后

7. 婴儿每天需要的总热量为（　　　）kcal/kg。

    A. 80　　　　　　　B. 90　　　　　　　C. 100　　　　　　D. 110

8. 小儿特有的能量需要是为满足（　　　）的需要。

    A. 基础代谢　　　　B. 生长发育　　　　C. 活动　　　　　　D. 排泄损失

9. 婴儿基础代谢所需的能量约占总能量的（　　　）。

    A. 20%　　　　　　B. 30%　　　　　　C. 40%　　　　　　D. 50%

10. 婴儿每天水的需要量是（　　　）mL/kg。

    A. 120　　　　　　B. 130　　　　　　C. 140　　　　　　D. 150

11. 婴儿易缺乏的营养素不包括（　　　）。

    A. 钠　　　　　　　B. 铁　　　　　　　C. 蛋白质　　　　　D. 钙

12. 婴儿出生后，首先需要添加的是（　　　）。

    A. 果汁　　　　　　B. 胡萝卜汁　　　　C. 鱼肝油　　　　　D. 蛋黄

13. 添加辅食应该根据（　　）的原则。

    A. 种类广泛　　　B. 由少到多　　　C. 只能加流质　　　D. 根据孩子喜好来加

14. 关于添加辅食，（　　）是错误的。

    A. 食材新鲜　　　B. 防污染　　　C. 不加食盐　　　D. 可用些调味品

15. 当宝宝拒绝某种辅食时，应该（　　）。

    A. 哄骗　　　B. 表示生气　　　C. 过2周再试试　　　D. 再不给孩子吃了

16. 关于断奶，（　　）是合适的。

    A. 夏季断奶　　　　　　　　　　B. 突然断奶

    C. 逐渐减少哺乳次数　　　　　　D. 母子分开

17. 1岁内婴儿蛋白质的推荐摄入量为（　　）g/（kg.d）。

    A. 1～2　　　B. 1.5～3　　　C. 3～4　　　D. 5～6

18. 关于训练孩子控制大小便，正确的是（　　）。

    A. 先控制小便后控制大便　　　　B. 先控制大便后控制小便

    C. 先从晚上开始训练　　　　　　D. 对孩子的失误应及时批评

19. （　　）月龄的孩子可以开始做翻身操。

    A. 1　　　B. 2　　　C. 3　　　D. 4

20. 6月龄宝宝进行日光浴，每次不应超过（　　）min。

    A. 10　　　B. 20　　　C. 30　　　D. 40

21. 6个月以前的婴儿每天一般需要保证（　　）h睡眠。

    A. 10～12　　　B. 12～14　　　C. 15～16　　　D. 15～20

22. 按计划免疫程序，6个月的婴儿应接种（　　）。

    A. 乙肝疫苗　　　B. 流脑疫苗　　　C. 乙脑疫苗　　　D. 麻疹疫苗

23. 关于婴儿视觉发育的描述错误的是（　　）。

    A. 1月龄婴儿能看清眼前20 cm左右的物体

    B. 2月龄婴儿眼睛能随物体在水平方向移动

    C. 3月龄婴儿眼睛能上下移动

    D. 4月龄婴儿的眼和头可随物体移动

24. 新生儿的触觉较迟钝的部位是（　　）。

　　A. 眼　　　　　　B. 手掌　　　　　C. 大腿　　　　　D. 足底

25. 关于婴儿听觉发育描述（　　）是正确的。

　　A. 新生儿出生时无听力　　　　　　B. 新生儿出生 1 周后出现听力

　　C. 新生儿出生时听力强　　　　　　D. 新生儿出生 1 周后听觉明显改善

26. 关于语言发育的描述（　　）是不正确的。

　　A. 新生儿无语言能力　　　　　　　B. 3～4 月龄婴儿会咿呀发音

　　C. 6 月龄婴儿能发 2～3 个辅音　　　D. 10 月龄婴儿会叫"妈妈""爸爸"

27. 婴儿最先出现的是俯卧位抬头，新生儿俯卧时能抬头的时间是（　　）s。

　　A. 1～2　　　　　B. 3～4　　　　　C. 5～6　　　　　D 7～8

28. （　　）刺激可促进婴儿早期的认知活动。

　　A. 触觉　　　　　B. 拥抱　　　　　C. 哺乳　　　　　D. 亲吻

29. 婴幼儿的行为能力训练不包括（　　）。

　　A. 学走路　　　　B. 学语言　　　　C. 精细动作练习　　D. 抚触

30. 计划免疫的目的不包括（　　）。

　　A. 减轻症状　　　　　　　　　　　B. 提高人群免疫水平

　　C. 预防传染病　　　　　　　　　　D. 控制传染病

31. 计划免疫接种的准备工作正确的是（　　）。

　　A. 接种最好在饭后　　　　　　　　B. 生物制品要 3 查 7 对

　　C. 一人一室　　　　　　　　　　　D. 接种房间应宽敞

32. 计划免疫接种时的注意事项不包括（　　）。

　　A. 严格执行无菌操作　　　　　　　B. 未及时接种者不再安排

　　C. 严格执行规定的剂量和途径　　　D. 交代接种后的注意事项

33. 在接种后几小时至几天内出现荨麻疹应考虑出现了（　　）。

　　A. 局部反应　　　B. 全身反应　　　C. 过敏性皮疹　　D. 过敏反应

34. 对免疫接种后出现局部反应的护理不妥的是（　　）。

　　A. 轻者不必处理　　　　　　　　　B. 重者可局部热敷

C. 局部用纱布包裹   D. 局部皮肤不可抓

35. 对免疫接种后出现过敏性皮疹的护理措施是（   ）。

     A. 服用抗生素   B. 服用抗组胺类药物

     C. 服用镇静剂   D. 服用蛋白水

36. 婴儿发生跌落伤的原因是（   ）。

     A. 多动   B. 不会走   C. 常翻身   D. 常爬行

37. 婴儿家庭烫伤预防的有效措施是（   ）。

     A. 热水瓶放在地上   B. 婴儿不直接接触盛热水的杯子

     C. 婴儿洗澡应使用热水   D. 婴儿可用吸管喝汤水

38. 3 个月内的婴儿出现烦恼、睡眠不安、夜间惊啼伴有多汗、枕秃则患上了（   ）。

     A. 肺炎   B. 腹泻

     C. 营养性缺铁性贫血   D. 维生素 D 缺乏性佝偻病

39. 婴儿腹泻的预防护理要点之一是（   ）。

     A. 按时喂养   B. 按时换尿布

     C. 做好消毒隔离工作   D. 禁止活动

40. 缺铁性贫血的预防护理要点之一是（   ）。

     A. 及时增加牛乳   B. 及时添加含铁丰富的辅食

     C. 及时增加蔬菜   D. 及时增加维生素

母婴保育管理

一、判断题（将判断结果填入括号中。正确的填"√"，错误的填"×"）

1. 六步洗手时间不大于 10～15 s。   （   ）

2. 由微生物引起的损伤属于生物性损伤。   （   ）

3. 母婴保育专护中心应制定卫生管理制度并加以落实。   （   ）

4. 母婴卫生管理能确保母婴保育专护中心环境整洁。   （   ）

5. 灭菌是指杀灭物体上所有微生物，不包括益生菌。   （   ）

6. 控制传染病发生发展的有效手段是集中治疗。 （　　）

7. 母婴保育专护中心是高风险场所，应有对应的紧急预案制度。 （　　）

8. 加强风险评估有助于将风险降到最低限度。 （　　）

9. 访视人员须听从管理人员指导，服从护理人员的管理。 （　　）

10. 陪护人员必须独立进行与产妇的沟通，作好产妇的心理护理。 （　　）

11. 交班报告白班用蓝钢笔书写，夜班用红钢笔书写。 （　　）

12. 护士应在全面掌握母婴情况的基础上记录并签全名。 （　　）

13. 掌上工作机应注意保持电量充足，电量不足时应立即更换电池。 （　　）

14. 信息化管理使护理工作流程得到优化，引起护理质量难以监控问题。 （　　）

15. 信息的积累形成母婴保育专护的大数据，形成信息共享。 （　　）

16. 护理工作信息储存完整，能使查找和应用信息快捷，提高管理效率。 （　　）

二、单项选择题（选择一个正确的答案，将相应的字母填入题内的括号中）

1. 用消毒液进行六步洗手可达到（　　）。

　　A. 手消毒　　　　　B. 手清洁　　　　　C. 手保护　　　　　D. 手摩擦

2. 护理人员言语不当可造成服务对象（　　）。

　　A. 生理损害　　　　B. 心理上损害　　　C. 机体上损害　　　D. 行为损害

3. 母婴卫生管理的有效措施是（　　）。

　　A. 健康教育　　　　B. 管理宣教　　　　C. 监控　　　　　　D. 指导

4. 用洗涤剂和清水清除物体上的污物称之为（　　）。

　　A. 清洁　　　　　　B. 消毒　　　　　　C. 灭菌　　　　　　D. 无菌

5. 消除物体上的致病微生物称之为（　　）。

　　A. 清洁　　　　　　B. 消毒　　　　　　C. 灭菌　　　　　　D. 无菌

6. 一般消毒隔离对工作人员而言，不包括（　　）。

　　A. 戴口罩　　　　　B. 戴帽子　　　　　C. 洗手　　　　　　D. 穿隔离衣

7. 风险评分分为（　　）级。

　　A. 1　　　　　　　B. 2　　　　　　　C. 3　　　　　　　D. 5

8. 母婴保育专护中心对访视人员的管理不包括（　　）。

A. 听从工作人员安排　　　　　B. 携带的物品需消毒

C. 确保产妇休息　　　　　　　D. 确保新生儿合理喂养

9. 母婴保育专护中心在管理中正确的是（　　　）。

A. 家属可陪护　　　　　　　　B. 家属不可陪护

C. 白天可陪护　　　　　　　　D. 晚上不可陪护

10. 母婴保育岗位交接班内容不包括（　　　）。

A. 入住人数　　　B. 离开人数　　　C. 重点照护者　　　D. 当班护理人员

11. 对乳房胀痛的产妇护理的交接班内容属于（　　　）。

A. 一般护理　　　B. 常规护理　　　C. 重点护理　　　D. 特殊护理

12. 当班护士应将 12 h 内本服务区的母婴护理情况记录于（　　　）。

A. 工作区信息栏　　　　　　　B. 护理交班本

C. 记录单　　　　　　　　　　D. 健康评估单

13. 护士的护理操作基本信息录入通过（　　）完成。

A. 掌上工作机　　　　　　　　B. 房间的二维码扫描

C. 物品的二维码扫描　　　　　D. 计算机

14. 母婴数据信息采集方法是（　　　）。

A. 口头收集　　　　　　　　　B. 书面整理

C. 实践操作的录入　　　　　　D. 阶段汇总

15. 母婴数据信息存储方法是（　　　）。

A. 将采集到的信息输入信息系统　　B. 将采集到的信息扫描

C. 将采集到的信息合并　　　　　　D. 将采集到的信息整理

16. 护士小张接到去医院陪产的通知，可通过（　　　）了解该孕妇的基本情况。

A. 记录本　　　B. 签约单　　　C. 信息管理平台　　　D. 体检单

第 4 部分

操作技能复习题

一、客户风险评估（试题代码：1.1.2[①]；考核时间：15 min）

1. 试题单

（1）背景资料

一孕妇前来母婴保育专护中心预定产后休养房间，工作人员主动迎接并安排就座。在接待中了解到孕妇的产科初诊基本信息如下：李某，女，32 岁；末次月经 2015 年 3 月 2 日，孕 28 周，第一胎；查体 BP（血压）160/110 mmHg，下肢水肿，经休息后水肿未见消退；尿检尿蛋白 2 g/24 h。

（2）试题要求

1）请根据末次月经时间，测算预产期。

2）请根据该孕妇目前的查体指标情况做出正确判断。

3）请给予相应的保健指导。

2. 评分表

---

① 试题代码表示该试题在操作技能考核方案表格中所属的位置。左起第一位表示项目号，第二位表示单元号，第三位表示在该项目、单元下的第几个试题。

评价要素	配分	得分
1	3	
2	5	
3	2	
合计	10	

二、信息档案处理（试题代码：1.1.3；考核时间：15 min）

1. 试题单

（1）背景资料

护士小王在与客户沟通后，客户决定产后要在母婴保育专护中心坐月子，并办理了相关手续。按照母婴保育专护中心产后休养登记注册的要求，护士小王对收集到的客户一般资料信息必须进行存档、管理与应用处理。

（2）试题要求

1）请说出采集客户一般资料进行存档的方法。

2）请说出如何进行存档信息管理。

3）请说出如何进行客户信息应用。

2. 评分表

评价要素	配分	得分
1	1	
2	5	
3	4	
合计	10	

三、孕早期保健服务（试题代码：1.2.1；考核时间：15 min）

1. 试题单

（1）背景资料

孕妇李某，孕 6 周，第一胎；最近出现恶心、呕吐，晨吐厉害，不能闻到油味，食欲差，喜酸的食物；每天睡眠不深，总是觉得困和疲倦。她曾在母婴保育专护中心听过孕期健康教育讲座，致电工作人员求助。根据该情况，需给予该孕妇早孕的健康指导。

（2）试题要求

1）判断孕妇孕期所属的阶段。

2）请解释孕妇各种反应的原因。

3）请给孕妇做健康指导。

2. 评分表

评价要素	配分	得分
1	3	
2	4	
3	3	
合计	10	

四、孕中期保健服务（试题代码：1.2.2；考核时间：15 min）

1. 试题单

（1）背景资料

孕妇郭某，孕 25 周，第一胎，母婴保育专护中心工作人员曾陪同到产科医院做产检，一切均正常。郭某最近 2 天感觉夜间小腿抽筋，很痛，很害怕，致电母婴保育专护中心进行咨询。工作人员查阅了该孕妇存档的信息和目前情况，需给予该孕妇适当的健康指导。

（2）试题要求

1）请判断孕妇孕期所属阶段。

2）请分析孕妇产生症状的原因。

3）请给孕妇做健康指导。

2. 评分表

评价要素	配分	得分
1	3	
2	2	
3	5	
合计	10	

五、孕晚期保健服务（试题代码：1.2.3；考核时间：15 min）

1. 试题单

（1）背景资料

孕妇张某，怀孕 36 周，第一胎，在母婴保育专护中心沙龙活动中，与其他孕妇交流孕期自我保健的内容，其中如何正确检测宝宝的胎动，她很需要学习，她希望工作人员能提供该方面的指导。当班工作人员需指导该孕妇学会自测胎动的方法，以及正常胎动与异常胎动的应对方法。

（2）试题要求

1）请指导孕妇自测胎动的方法。

2）请指导孕妇观测正常胎动。

3）请说出异常胎动的应对方法。

2. 评分表

评价要素	配分	得分
1	4	
2	3	
3	3	
合计	10	

六、入院照护（试题代码：1.3.1；考核时间：15 min）

1. 试题单

（1）背景资料

孕妇葛某，孕 40 周，第一胎，在家属和母婴保育专护中心工作人员的陪同下，办理了入院手续，进入病房。2 h 后孕妇就出现了没有规律的疼痛，表现出精神紧张，且不吃不喝。孕妇问陪护人员自己什么时候可以生产。根据该孕妇情况，工作人员需给予判断和入院照料。

（2）试题要求

1）请判断孕妇是否临产。

2）请指出生活照护要点。

3）请指出心理照护要点。

2. 评分表

评价要素	配分	得分
1	3	
2	4	
3	3	
合计	10	

七、分娩前照护（试题代码：1.3.2；考核时间：15 min）

1. 试题单

（1）背景资料

孕妇梁某，孕 41 周，第一胎，住院第 2 天上午 10 点开始，每 3～5 min 出现了下腹阵痛。医生检查：宫缩持续 35 s，间隙 3～4 min，中等强度，枕左前卫，胎心音 140 次/min。肛查：宫口开大 2 cm，胎膜未破，进入第一产程，即安排孕妇入产房。陪护人员需要做好孕妇分娩前的照护。

（2）试题要求

1）请说出第一产程的标准。

2）陪护护士应该如何安抚孕妇？

3）如何为产后母婴准备休养环境和物品？

2. 评分表

评价要素	配分	得分
1	1	
2	2	
3	7	
合计	10	

八、分娩后照护（试题代码：1.3.3；考核时间：15 min）

1. 试题单

（1）背景资料

产妇洪某，第一胎，顺产一女婴，3 210 g，产后 3 天测得血压 110/76 mmHg。医生查房时检查：子宫在腹部能触及，质地硬，在脐下 3 指，血性恶露。产妇主诉在睡着与初醒时出汗明显。产妇咨询陪护人员检查的指标是否正常，为什么出汗多。陪护人员需进行正确判断与解释。

（2）试题要求

1）请判断目前产妇的子宫是否正常。

2）请观察产褥期恶露的性质。

3）请解释为什么产后出汗多。

2. 评分表

评价要素	配分	得分
1	3	
2	4	
3	3	
合计	10	

产后母婴照护与保育

一、产妇出母婴保育专护中心健康评估（试题代码：2.1.2；考核时间：30 min）

1. 试题单

（1）场地设备要求

1）模拟客房、床单位、护理模拟人、衣裤1套。

2）工作间用物：治疗车（或托盘）、污物桶、体温表及盒（纱布1块）、听诊器、血压计、秒表、笔、健康评估表、一次性口罩、洗手液1瓶。

（2）工作任务

1）操作前准备。

2）健康评估。

3）操作后处理。

（3）技能要求

1）产妇健康评估前准备：自身、产妇、用物、环境。

2）解释健康评估的作用和方法。

3）进行健康基本信息收集与记录。

4）测量产妇体温、脉搏、呼吸、血压并记录。

5）检查产妇乳房、子宫底。

6）观察恶露、会阴或腹部伤口。

7）为产妇做健康宣教。

8）操作后处理：送别母婴、使房间处于备用状态、洗手、记录。

（4）质量指标

1）产妇健康评估前准备

①着装、仪表、个人卫生符合要求，正确采用六步洗手法洗手。

②产妇卧床休息。

③体温计、血压计完好，用物准备齐全、放置合理。

④合理调节房间温度、湿度。

2）健康评估

①正确解释健康评估的作用，正确指导产妇配合测量。

②收集健康基本信息方法正确、内容完整。

③测量体温、脉搏、呼吸、血压的部位、时间、方法正确，记录完整。

④检查乳房、子宫、恶露、会阴或腹部伤口方法正确，信息记录完整。

⑤健康教育内容正确，针对性强。

3）操作后处理：征询服务满意度，床单位及用物整理更换，分类处理正确，房间清洁，物品摆放整齐。正确洗手，记录完整。

2. 评分表

客观评分表

编号	配分	评分细则描述	分值	最终得分
01	5	准备工作		
		正确采用六步洗手法洗手	1	
		正确评估产妇活动与自理能力	1	
		用物准备齐全、放置合理〔治疗车上放置体温计及盒（纱布 1 块）、听诊器、血压计、秒表、笔、健康评估表及夹〕	2	
		调节室温至 22～24℃，湿度至 50%～60%	1	

续表

编号	配分	评分细则描述	分值	最终得分
02	5	**解释及收集基本信息**		
		解释健康评估作用：了解产后身体的生理、心理、社会需求，以及饮食、睡眠、排泄、乳房、子宫、伤口、恶露情况并记录，有效指导产后休养	2	
		协助产妇卧床上	1	
		询问，并填写产妇简要健康史、生活、心理社会状况（按健康评估表项目收集和记录）	2	
03	12	**测量体温、脉搏、呼吸、血压**		
		测体温：检查口表，放舌下 3 min，取出读数，记录	3	
		测脉搏：食指、中指、无名指按桡动脉 30 s，乘以 2，记录（次/min）	3	
		测呼吸：测量脉搏后，观察胸腹部的起伏 30 s，乘以 2，记录（次/min）	3	
		测血压：取坐位或平卧，裸露手臂、缠袖带、打气、放气、读数，取下袖带，记录	3	
04	5	**检查乳房、子宫底、腹部伤口**		
		检查乳房：检查双侧乳房、乳头、乳晕、泌乳	3	
		检查子宫底、腹部伤口（剖宫产者）	2	
05	4	**观察恶露与会阴伤口**		
		观察恶露：量、颜色、气味	2	
		观察会阴伤口（会阴侧切术助产者，以下简称 EP 助产者）：有无红肿、渗液、愈合度	2	
06	2	**产褥期健康宣教**		
		生活作息、合理营养、劳逸结合、计划生育、合理喂养	1	
		新生儿预防接种、体检提示	1	
07	5	**操作后处理**		
		协助整理出会所用物，送母婴离开会所	1	
		整理房间及用物	1	
		将治疗车推离房间，在工作室分类处理（一次性纱布放污物桶内），体温计消毒（0.5％消毒灵浸泡 5 min，用清水冲洗，使体温计水银在 35℃以下，再浸泡 30 min，冷开水冲洗，擦干）备用，治疗车归原位	1	
		采用六步洗手法洗手	1	
		通知保洁部清理房间，补充布草使之处于备用状态	1	
合计	38	—	—	

主观评分表

编号	配分	评分细则描述	分值	最终得分
01	1	着装、仪表、个人卫生符合要求	1	
02	1	整体操作规范、有序、准确，动作娴熟	1	
合计	2	—	—	

二、产褥期乳房按摩（试题代码：2.2.1；考核时间：30 min)

1. 试题单

（1）场地设备要求

1）模拟客房、床单位、护理模拟人、衣裤 1 套。

2）工作间用物：加热器、污物桶、治疗车（或托盘）、小方巾 4 块、保温桶 1 个、一次性纱布 2 块、一次性治疗碗 1 个、干毛巾 1 块、布草桶 1 个（含消毒液）、记录本 1 本、笔 1 支、洗手液 1 瓶。

（2）工作任务

1）操作前准备。

2）乳房按摩。

3）操作后处理。

（3）技能要求

1）产后乳房按摩前准备工作：自身、产妇、用物、环境。

2）解释乳房按摩作用、协助卧位。

3）清洁乳头、乳晕并观察。

4）热敷乳房。

5）按摩乳房并观察。

6）母乳喂养健康教育。

7）操作后：自身、产妇、用物、环境处理，记录。

（4）质量指标

1）产后乳房按摩前准备

①着装、仪表、个人卫生符合要求，正确采用六步洗手法洗手。

②正确评估产妇乳房有无红肿、硬结。

③热毛巾温度适宜、用物准备齐全、放置合理。

④合理调节房间温度、湿度。

2）乳房按摩

①正确解释乳房按摩的作用，正确协助产妇卧位。

②正确使用一次性纱布清洁乳头、乳晕，口述双侧乳头、乳晕情况。

③正确使用小方巾热敷乳房，方法正确、时间准确。

④正确实施乳房按摩，动作到位，口述乳房情况。

⑤乳房健康教育内容针对性强、正确、全面。

3）操作后将产妇置于舒适位，用物整理恰当，分类处理正确，正确洗手，记录完整。

2. 评分表

客观评分表

编号	配分	评分细则描述	分值	最终得分
01	5	**准备工作**		
		正确采用六步洗手法洗手	1	
		正确评估乳房有无红肿、硬结	1	
		用物准备齐全，放置合理（治疗车上放置装有4块热小方巾的保温桶、治疗碗内放一次性纱布2块并用温水加湿、干毛巾1块）	2	
		调节室温至22～24℃，湿度至50％～60％	1	
02	6	**解释及协助卧位**		
		解释乳房按摩的作用：增进乳房血液循环，促进乳腺疏通和泌乳	2	
		协助产妇保持床上或沙发上坐位	1	
		腰背部用靠垫支撑	1	
		解衣扣	1	
		干毛巾贴胸铺在乳房下	1	
03	6	**乳房清洁及观察**		
		取一次性纱布，包裹手指	2	
		点压式顺时针螺旋擦拭双侧乳头及乳晕周围3 cm皮肤	2	
		口述双侧乳头、乳晕有无破损	1	
		用后的一次性纱布放回一次性治疗碗内并放回治疗车下	1	

续表

编号	配分	评分细则描述	分值	最终得分
04	6	**乳房热敷**		
		取热小方巾自身及产妇试温	2	
		依次热敷两侧乳房，并口述热敷时间（一侧乳房上下各 5 min）	4	
05	8	**乳房按摩及观察**		
		双手托住乳房基底部"C"字形按摩	2	
		三指 360°从乳房基底部向乳晕方向按摩	2	
		两指排摸乳房后挤压乳房	3	
		检查乳房有无硬结、双侧乳腺导管挤压乳汁是否顺利排出、有无疼痛感	1	
06	2	**母乳喂养健康教育**		
		母乳喂养对产妇的好处	1	
		母乳喂养对新生儿的好处	1	
07	5	**操作后处理**		
		整理床单位	1	
		将产妇置于舒适位	1	
		将治疗车推离房间，在工作室分类处理（一次性纱布放污物桶内、小方巾放布草桶内待洗），治疗车、保温桶归原位	1	
		采用六步洗手法洗手	1	
		记录房间、产妇姓名、操作内容、时间及有无异常情况	1	
合计	38	——	——	

主观评分表

编号	配分	评分细则描述	分值	最终得分
01	1	着装、仪表、个人卫生符合要求	1	
02	1	整体操作规范、有序、准确，动作娴熟	1	
合计	2	——	——	

三、产褥期吸奶储奶（试题代码：2.2.2；考核时间：30 min）

1. 试题单

（1）场地设备要求

1）模拟客房、床单位、护理模拟人、衣裤 1 套。

2）工作间用物：治疗车（或托盘）、一次性湿纱布2块放治疗碗内、干毛巾1块、吸奶器1套、清洁消毒奶瓶及存盒、洗手液1瓶。

（2）工作任务

1）操作前准备。

2）吸奶储奶。

3）健康宣教及用物处理。

（3）技能要求

1）产褥期吸奶储奶前准备：自身、产妇、用物、环境。

2）解释吸奶要求，协助卧位，铺毛巾。

3）清洁乳头、乳晕并观察。

4）按摩乳房并观察。

5）安装吸奶器，辅助产妇吸奶，奶瓶贴标签。

6）母乳储存与使用宣教。

7）操作后：自身、产妇、用物、环境处理，贴标签奶瓶放冰箱储存，记录。

（4）质量指标

1）产褥期吸奶储奶前准备

①着装、仪表、个人卫生符合要求，正确采用六步洗手法洗手。

②正确评估产妇泌乳情况，以及乳房有无红肿、硬结。

③用物准备齐全、放置合理。

④合理调节房间温度、湿度。

2）吸奶储奶

①正确解释吸奶要求，安置产妇舒适卧位，铺毛巾覆盖面正确。

②正确使用一次性纱布清洁乳头、乳晕，口述双侧乳头、乳晕情况。

③正确实施乳房按摩、动作到位，口述乳房情况。

④辅助产妇吸奶、储奶的时间和方法正确。

⑤健康教育内容针对性强、正确、全面。

3）操作后将产妇置于舒适位，用物整理恰当，分类处理正确，正确洗手，记录完整。

2. 评分表

客观评分表

编号	配分	评分细则描述	分值	最终得分
01	5	**准备工作**		
		正确采用六步洗手法洗手	1	
		正确评估泌乳情况（乳房有无胀痛、变硬）	1	
		用物准备齐全、放置合理（治疗车或托盘、放置治疗碗放内 2 块一次性湿纱布、干毛巾 1 块、吸奶器 1 套、清洁消毒奶瓶及存盒）	2	
		调节室温至 22～24℃，湿度至 50%～60%	1	
02	3	**解释及协助卧位**		
		解释吸奶要求：保持坐位舒适，吸奶时如有不适及时告知	1	
		协助产妇保持床上或沙发上坐位，腰背部用靠垫支撑（需要时给脚垫）	1	
		解衣扣，干毛巾贴胸铺在乳房下	1	
03	4	**乳房清洁及观察**		
		取一次性纱布绕在手指上	1	
		点压式顺时针螺旋擦拭双侧乳头及乳晕周围 3 cm 皮肤	1	
		口述双侧乳头、乳晕有无破损	1	
		用后的一次性纱布放回一次性治疗碗内，并放回治疗车下	1	
04	4	**乳房按摩及观察**		
		双手托住乳房基底部 "C" 字形按摩	1	
		三指 360° 从乳房基底部向乳晕方向按摩	1	
		两指排摸乳房，口述有无硬结	1	
		双手拇、食、中指挤压乳晕，观察乳汁是否顺利排出、有无疼痛感	1	
	10	**吸奶**		
		安装吸奶器，辅助吸奶（吸奶器喇叭口中心对准乳头，开电动吸奶器，询问产妇感受，调节压力，打开下奶键，观察泌乳是否顺畅，吸 1～2 min，关电动吸奶器，手指轻压乳头，解除吸奶器负压）换另一侧乳房吸奶（同样方法）	6	
		双侧交替重复一次，每侧吸 5 min	2	
		吸奶毕，手指轻压乳房，解除负压，拆开吸奶装置，盖奶瓶盖，贴标签（用蓝色圆珠笔注明：房间号、产妇名字、吸出时间、奶量），协助产妇穿好衣服	2	

续表

编号	配分	评分细则描述	分值	最终得分
05	3	**母乳储存与使用宣教**		
		母乳的相关知识： （1）母乳中含有大量的蛋白质和多种抗细菌因子，所以挤出的鲜奶可以放在常温中几小时不会变质，但是应低温保存 （2）挤出的奶如果是热的，需在常温下冷却后再放入冰箱冷藏或冷冻	1	
		储奶的相关知识： （1）冰箱0～4℃冷藏初乳可放置3天；过渡乳可放置24 h；成熟母乳可放置12 h （2）冷冻保存时温度保持在0℃以下，保存期长达6个月以上	1	
		冷冻母乳使用： （1）冷冻的母乳的解冻首选在冷藏室解冻。如需快速解冻，应先用冷水冲洗密封袋，逐渐加入热水，至完全解冻，并升至适宜哺喂的温度。切忌微波炉加热，防止破坏母乳中的营养成分 （2）母乳冰冻后有分层现象，需轻轻摇晃，使乳液混合均匀，然后就可以喂新生儿了	1	
06	2	**整理用物**		
		安置产妇于舒适位	1	
		治疗车及物品推离房间	1	
07	4	**储奶**		
		携奶瓶到新生儿室，将吸出的奶倒入新生儿专用奶瓶，原标签贴上	2	
		打开冰箱储奶：按时间顺序放置奶瓶	1	
		储奶本上记录并签名	1	
08	3	**操作后处理**		
		推治疗车及物品至工作室，物品分类处理（一次性纱布放污物桶内、奶瓶及存盒待洗），治疗车、保温桶归原位	2	
		采用六步洗手法洗手	1	
合计	38	—	—	—

主观评分表

编号	配分	评分细则描述	分值	最终得分
01	1	着装、仪表、个人卫生符合要求	1	
02	1	整体操作规范、有序、准确，动作娴熟	1	
合计	2	——	——	

四、产褥期床上擦浴（试题代码：2.2.3；考核时间：30 min）

1. 试题单

（1）场地设备要求

1）模拟客房、床单位、护理模拟人、衣裤 2 套、布草篮 1 个、浴巾 1 条、润肤露 1 支。

2）工作间用物：加热器内放小方巾 5 块、治疗车（或托盘）、保温桶 1 个、布草桶 1 个（含消毒液）、洗手液 1 瓶。

（2）工作任务

1）操作前准备工作。

2）床上擦浴。

3）健康宣教和用物处理。

（3）技能要求

1）产褥期床上擦浴前准备：自身、产妇、用物、环境。

2）解释床上擦浴的目的、协助卧床。

3）洗脸，涂润肤露。

4）擦两上肢、前胸、后背，擦两下肢。

5）需要时协助穿袜子，整理好床单位。

6）生活健康宣教。

7）操作后：自身、产妇、用物、环境处理，记录。

（4）质量指标

1）产褥期床上擦浴前准备

①着装、仪表、个人卫生符合要求，正确采用六步洗手法洗手。

②产妇餐后半小时后操作。

③热毛巾温度适宜，用物准备齐全、放置合理。

④合理调节房间温度、湿度。

2）床上擦浴

①洗脸时，一块小毛巾四个面使用合理。

②擦身体时，程序、方法正确，动作到位，擦拭覆盖身体各个面，小毛巾使用合理。

③健康宣教内容针对性强、正确、全面。

3）操作后将产妇置于舒适位，盖好盖被保暖。用物整理恰当，分类处理正确，正确洗手，记录完整。

2. 评分表

客观评分表

编号	配分	评分细则描述	分值	最终得分
01	4	**准备工作**		
		正确采用六步洗手法洗手	1	
		正确评估产妇活动能力、有无四肢乏力、伤口稍有疼痛等症状	1	
		用物准备齐全、放置合理（治疗车上放置装有 5 块热小方巾的保温桶）	1	
		调节室温至 22～24℃，湿度至 50%～60%	1	
02	3	**解释及协助卧位**		
		解释床上擦浴目的：清除机体排出的汗液，保持皮肤清洁，促进皮肤血液循环，增进机体舒适度	1	
		取卫生间大浴巾 1 条、润肤露 1 支	1	
		取衣柜内清洁衣裤 1 套	1	
03	4	**洗脸**		
		取出热毛巾，自身及产妇手腕内侧试温，征询产妇自行洗脸还是协助洗脸	1	
		顺序： （1）毛巾 1/4 折，擦拭近侧眼睛，从内眦到外眦 （2）（翻一面）擦拭对侧眼睛，从内眦到外眦，3 字形擦对侧额面（额部、颊部、鼻翼、嘴部）→耳前后→颈下 （3）（翻一面）3 字形擦近侧额面→耳前后→颈下 （1）（翻一面）口唇→鼻部	2	
		毛巾翻面擦产妇双手，脏毛巾放回治疗车下层，帮产妇脸部涂润肤露	1	

编号	配分	评分细则描述	分值	最终得分
04	4	**擦洗上肢及胸背**		
		取浴巾盖产妇身上，协助产妇解扣脱衣，脱下衣服放回治疗车下层	1	
		取出毛巾，自身及产妇手腕内侧试温，小毛巾包在右手掌上成手套式	1	
		打开浴巾一侧擦洗上肢（颈外侧→肩部→上臂外侧→前臂外侧→手背；胸内侧→腋窝→上臂内侧→肘部→手腕内侧），盖浴巾 毛巾翻面，打开浴巾另一侧，擦另一侧上肢（步骤同上），脏毛巾放回治疗车下层	2	
05	8	**擦洗胸背**		
		取出毛巾，自身及产妇手腕内侧试温，小毛巾包在右手掌上成手套式	1	
		打开浴巾上端擦洗胸腹：前颈→前胸→乳房（8 字形）→腹部（避开伤口）→耻骨联合上，盖浴巾	2	
		嘱产妇侧身，浴巾盖前胸腹，擦洗毛巾翻面并包成手套式 擦洗后背：后颈→后背→腰部→骶尾部	2	
		嘱翻身平卧，脏毛巾放回治疗车下层	1	
		助产妇穿衣，盖被盖好产妇上身	1	
		大浴巾移下盖下肢同时脱去裤子，换下的睡裤放治疗车下层	1	
06	8	**擦洗下肢**		
		取出毛巾，自身及产妇手腕内侧试温，小毛巾包在右手掌上成手套式	1	
		打开浴巾一侧擦洗下肢：大腿外侧→外踝；腹股沟→腿内侧→脚内踝→足背；大腿根部→腘窝→足跟→足底。盖浴巾，脏毛巾放治疗车下层 取出毛巾，自身及产妇手腕内侧试温，小毛巾包在右手掌上成手套式 同样方法擦洗另一侧下肢，盖浴巾，脏毛巾放治疗车下层	5	
		助产妇穿上干净睡裤、袜子（按需），盖好被子	1	
		浴巾放治疗车下层，整理床单位	1	
07	3	**生活健康宣教**		
		因擦洗过程中消耗体力较多，产妇需卧床休息	1	
		30 min 内不离开房间，避免吹到冷风	1	
		可喝温开水补充水分	1	

续表

编号	配分	评分细则描述	分值	最终得分
08	4	**操作后处理**		
		将产妇置于舒适位	1	
		将换下的衣裤及浴巾放在房间的布草篮内，润肤露放回原处，推治疗车离开房间，在工作室分类处理（小方巾放布草桶内待洗），治疗车、保温桶归原位	1	
		采用六步洗手法洗手	1	
		记录房间、产妇姓名、操作内容、时间及有无异常情况	1	
合计	38	—		—

主观评分表

编号	配分	评分细则描述	分值	最终得分
01	1	着装、仪表、个人卫生符合要求	1	
02	1	整体操作规范、有序、准确，动作娴熟	1	
合计	2	—		—

五、产褥期剖宫产伤口护理（试题代码：2.2.4；考核时间：30 min）

1. 试题单

（1）场地设备要求

1）模拟客房、床单位、护理模拟人、衣裤1套。

2）工作间用物：治疗车（或托盘）、一次性治疗碗2个（内放消毒棉签4根）、无菌伤口贴敷料1包、一次性口罩、洗手液1瓶。

（2）工作任务

1）操作前准备工作。

2）产褥期剖宫产伤口护理。

3）健康宣教和用物处理。

（3）技能要求

1）产褥期剖宫产伤口护理前准备：自身、产妇、用物、环境。

2）向产妇解释伤口护理的目的，协助取平卧位。

3）检查伤口，消毒伤口，贴敷料。

4）向产妇进行伤口护理健康宣教。

5）操作后：自身、产妇、用物、环境处理，记录。

（4）质量指标

1）产褥期剖宫产伤口护理前准备

①着装、仪表、个人卫生符合要求，正确采用六步洗手法洗手。

②正确评估产妇伤口情况、有无疼痛。

③用物准备齐全、放置合理。

④合理调节房间温度、湿度。

2）产褥期剖宫产伤口护理

①正确观察伤口情况，消毒伤口方法、贴敷料方法正确。

②健康教育内容针对性强、正确、全面。

3）操作后将产妇置于舒适位，用物整理恰当，分类处理正确，正确洗手，记录完整。

2. 评分表

客观评分表

编号	配分	评分细则描述	分值	最终得分
		准备工作		
		正确采用六步洗手法洗手，戴口罩	1	
01	5	正确评估伤口有无红肿、热、渗血、渗液现象	1	
		用物准备齐全、放置合理：治疗车上放置一次性治疗碗 2 个（内放消毒棉签 4 根）、无菌伤口贴敷料 1 包	2	
		调节室温至 22～24℃，湿度至 50%～60%	1	
		解释及协助卧位		
02	4	解释伤口护理目的：减少伤口感染，促进伤口愈合	2	
		协助产妇取仰卧位，保暖	2	
		检查伤口		
		助产妇解松裤腰，揭开敷料，将伤口暴露	2	
03	5	观察并口述伤口有无红肿、热、渗血、渗液	2	
		揭开的敷料放回治疗车下层	1	

续表

编号	配分	评分细则描述	分值	最终得分
		消毒伤口		
		取碘伏消毒棉签，不干、不滴	4	
		消毒伤口：中→对侧→近侧→中	4	
04	14	用后的棉签放回治疗碗中	2	
		贴无菌敷料（从近端→远端）	2	
		助产妇拉好衣服和裤子	1	
		一次性药碗放治疗车下层	1	
		伤口护理健康宣教		
05	5	减轻腹部压力 如有打喷嚏、咳嗽，应双手按压伤口 保持大便通畅，不要用力屏气	2	
		减少局部摩擦 穿宽松内裤，减少摩擦 穿有橡皮筋的裤子时，避免伤口受压	2	
		避免敷料潮湿，减少伤口炎症的发生	1	
		操作后处理		
		将产妇置于舒适位	1	
		整理床单位	1	
06	5	将治疗车推离房间，在工作室分类处理（一次性治疗碗和消毒棉签放污物桶内），治疗车归原位	1	
		采用六步洗手法洗手，脱口罩	1	
		记录房间、产妇姓名、操作内容、时间及有无异常情况	1	
合计	38	—	—	

主观评分表

编号	配分	评分细则描述	分值	最终得分
01	1	着装、仪表、个人卫生符合要求	1	
02	1	整体操作规范、有序、准确，动作娴熟	1	
合计	2	—	—	

六、产褥期会阴伤口护理 （试题代码：2.2.5；考核时间：30 min)

1. 试题单

(1) 场地设备要求

1) 模拟客房、床单位、护理模拟人、衣裤1套。

2) 工作间用物：治疗车（或托盘）、一次性治疗碗2个（内放碘伏消毒棉球6个)、一次性消毒镊子2把、一次性手套、一次性口罩、一次性尿垫1块、洗手液1瓶。

(2) 工作任务

1) 操作前准备工作。

2) 产褥期会阴伤口护理。

3) 健康宣教和用物处理。

(3) 技能要求

1) 产褥期会阴伤口护理前准备：自身、产妇、用物、环境。

2) 向产妇解释会阴伤口护理的目的，协助取卧位。

3) 协助暴露、检查伤口，进行会阴伤口消毒。

4) 向产妇进行伤口护理健康宣教。

5) 操作后：自身、产妇、用物、环境处理，记录。

(4) 质量指标

1) 产褥期会阴伤口护理前准备

①着装、仪表、个人卫生符合要求，正确采用六步洗手法洗手。

②正确评估产妇伤口情况，有无疼痛，让产妇更换新卫生巾。

③用物准备齐全、放置合理。

④合理调节房间温度、湿度。

2) 产褥期会阴伤口护理

①卧位正确，保护床单，保暖。

②正确检查伤口，口述伤口情况。

③正确消毒伤口，消毒顺序正确，操作中不跨越无菌区。

④伤口护理健康宣教内容针对性强、正确、全面。

3）操作后将产妇置于舒适位，用物整理恰当，分类处理正确，正确洗手，记录完整。

2. 评分表

客观评分表

编号	配分	评分细则描述	分值	最终得分
01	5	**准备工作**		
		正确采用六步洗手法洗手，戴口罩	1	
		正确评估伤口有无红肿、热、渗血、渗液现象	1	
		用物准备齐全、放置合理：治疗车上放置一次性治疗碗2个（内放碘伏消毒棉球6个）、一次性消毒镊子2把、一次性手套、一次性尿垫1块	2	
		调节室温至22～24℃，湿度至50%～60%	1	
02	3	**解释及协助取卧位**		
		解释伤口护理的目的：减少伤口感染，促进伤口愈合	2	
		协助产妇取仰卧屈膝位，臀下垫尿垫	1	
03	5	**协助暴露、检查伤口**		
		脱产妇对侧裤腿置于近侧腿上，对侧用被子保暖，暴露会阴	2	
		观察并口述伤口有无红肿、热、渗血、渗液	1	
		消毒棉球的药碗置于会阴部	2	
04	14	**消毒伤口**		
		戴一次性手套	2	
		用一次性镊子取消毒棉球分别擦拭：前庭×1→小阴唇×2→大阴唇×2	7	
		消毒棉球擦拭会阴伤口停留10 s后至肛门	1	
		用后的棉球放在近会阴处的药碗中	1	
		脱手套放入药碗中，将药碗移至治疗车下	1	
		助产妇更换失禁巾，穿上裤子	1	
		整理床被，撤尿垫	1	
05	6	**伤口护理健康宣教**		
		保持会阴清洁：每次排便后要冲洗，勤换内裤和卫生巾，避免潮湿刺激	3	
		避免局部受压：平时以仰卧为主，侧卧以健侧为主，减少坐位	3	

编号	配分	评分细则描述	分值	最终得分
		操作后处理		
		将产妇置于舒适位，整理床单位	1	
06	5	将治疗车推离房间，在工作室分类处理（一次性治疗碗和消毒棉球、一次性手套、一次性尿垫放污物桶内），治疗车归原位	2	
		采用六步洗手法洗手，脱口罩	1	
		记录房间、产妇姓名、操作内容、时间及伤口有无异常情况	1	
合计	38	—		—

主观评分表

编号	配分	评分细则描述	分值	最终得分
01	1	着装、仪表、个人卫生符合要求	1	
02	1	整体操作规范、有序、准确，动作娴熟	1	
合计	2	—		—

七、测量身高、体重及二围（试题代码：2.3.1；考核时间：30 min）

1. 试题单

（1）场地设备要求

1）模拟新生儿室、新生儿床单位 1 套、新生儿模拟人、衣裤 1 套。

2）工作区域内：操作台（含水池）、测量床、新生儿电子秤、大纱巾、一次性垫巾 2 块、无弹性的软尺、记录本、笔、污物桶、洗手液 1 瓶。

（2）工作任务

1）操作前准备工作。

2）测量新生儿身高、体重及二围。

3）操作后处理。

（3）技能要求

1）测新生儿身高、体重及二围前准备：自身、新生儿、用物、环境。

2）测新生儿身高，读数，记录。

3）测新生儿头围、胸围，读数，记录。

4）称新生儿体重，读数，记录。

5）操作后处理：用物整理、分类处理、洗手、记录。

（4）质量指标

1）测新生儿身高、体重及二围前准备。

①着装、仪表、个人卫生符合要求，正确采用六步洗手法洗手。

②新生儿喂奶 30 min 后操作。

③操作台整洁，用物准备齐全、放置合理。

④合理调节房间温度、湿度。

2）测新生儿身高、体重及二围

①抱新生儿方法正确，动作到位，安全。

②测身高、头围、胸围、臂围方法正确，读数准确，保留 1 位小数点。

③测体重方法正确，读数准确，保留 2 位小数点。

3）操作后安置新生儿于舒适位，用物整理恰当，分类处理正确。

2. 评分表

客观评分表

编号	配分	评分细则描述	分值	最终得分
01	5	**准备工作**		
		正确采用六步洗手法洗手	1	
		正确评估新生儿喂奶 30 min 后	1	
		用物准备齐全、放置合理（操作台旁放测量床、新生儿电子秤、大纱巾、一次性垫巾、无弹性的软尺、记录本、笔），污物桶置操作台旁	2	
		调节室温至 24～26℃，湿度至 50%～60%	1	
02	6	**测头围**		
		操作台上铺大纱巾、一次性垫巾	1	
		抱新生儿到操作台上，操作者位于新生儿的一侧	1	
		左手拇指将软尺零点固定于宝宝右侧眉弓上缘，软尺从右向后经枕骨粗隆绕过左眉弓上缘回至零点	2	
		读数精确到 0.1 cm，记录数值	2	

续表

编号	配分	评分细则描述	分值	最终得分
03	8	**测身高**		
		脱去新生儿帽子、裤脚及袜子，将新生儿连同 1 次性垫巾放在测量床上，使两耳在同一水平线	2	
		操作者将新生儿头接触顶板并固定 再将新生儿双膝扶平，保证新生儿的枕部、肩胛骨、尾骶部及足跟在操作床上	2	
		左手按住两膝使腿伸直，右手移动足板使之接触双足底	2	
		使量板两侧数字保持一致，读取时精确度为 0.1 cm，记录数值	2	
04	6	**测胸围**		
		抱新生儿到操作台上，脱新生儿衣服放置于一边	2	
		左手将软尺固定于乳头下缘，绕经背部在肩胛角下缘绕至左侧乳头下缘回到零点	2	
		读数精确到 0.1 cm，记录数值	2	
05	9	**称体重**		
		脱新生儿纸尿裤并扔污物桶内，环抱新生儿	2	
		打开电子秤，按下"ON/OFF"按键，将读数归零	1	
		将新生儿轻轻放在婴儿秤上，开始称体重	1	
		观察测量数值固定不闪烁，此为最终体重数值	1	
		将新生儿抱离电子秤，开始洗澡或穿衣	2	
		记录体重值，保留 2 位小数点，单位为克	1	
		抱新生儿回婴儿床上	1	
06	4	**整理用物**		
		操作台及用物进行初步处理，归位	2	
		采用六步洗手法洗手	1	
		异常信息记录，做好交接班	1	
合计	38	—	—	

主观评分表

编号	配分	评分细则描述	分值	最终得分
01	1	着装、仪表、个人卫生符合要求	1	
02	1	整体操作规范、准确，动作娴熟，有交流	1	
合计	2	—	—	

八、测体温（试题代码：2.3.2；考核时间：30 min）

1. 试题单

（1）场地设备要求

1）模拟新生儿室、新生儿床单位1套、新生儿模拟人、衣裤1套。

2）工作区域内：操作台、耳温计（耳温套或肛表及盒）、石蜡油、一次性纱布1块、记录本、笔、污物桶、洗手液1瓶。

（2）工作任务

1）操作前准备工作。

2）测新生儿体温。

3）操作后处理。

（3）技能要求

1）测新生儿体温前准备：自身、新生儿、用物、环境。

2）测新生儿体温（耳温或肛温），读数，记录。

3）操作后：用物整理、分类处理、洗手、记录。

（4）质量指标

1）测新生儿体温前准备

①着装、仪表、个人卫生符合要求，正确采用六步洗手法洗手。

②新生儿测体温30 min前无喂奶、沐浴、剧烈哭闹等。

③操作台整洁，用物准备齐全、放置合理。

④合理调节房间温度、湿度。

2）测新生儿体温：测量部位、时间正确，读数准确，记录单位正确，操作过程安全。

3）操作后安置新生儿于舒适位，用物整理恰当，分类处理正确。体温计消毒方法、时间正确。

4）正确洗手，记录完整。

2. 评分表

客观评分表

编号	配分	评分细则描述	分值	最终得分
		准备工作		
		正确采用六步洗手法洗手	1	
		新生儿喂奶、沐浴或抚触后 30 min	1	
01	5	用物准备齐全、放置合理（铺大纱巾的操作台、体温计及盒或肛表及盒、石蜡油、一次性垫巾 1 块、一次性水质纱布、记录本、笔），污物桶置操作台旁	2	
		调节室温至 24～26℃，湿度至 50%～60%	1	
		肛表测体温		
		操作台上铺大纱巾，再铺上一次性垫巾	2	
		抱新生儿到操作台上，操作者位于新生儿的一侧	2	
		脱新生儿连衣裤裤脚，解开纸尿裤，暴露肛门并观察	6	
		取肛表，检查	2	
02	28	一手提起新生儿双脚，暴露肛门，一手拿肛表蘸石蜡油，轻轻插入肛门 3～4 cm 并扶住	6	
		5 min 后取出，用一次性纱布擦拭，读数，记录。用一次性纱布将新生儿臀部擦净（由前向后）	6	
		根据需要，更换纸尿裤（换下的纸尿裤放污物桶），穿上连衣裤裤脚	2	
		抱新生儿回床上，安置体位	2	
		整理用物		
		操作台及用物进行初步处理，归位	1	
03	5	体温计或肛表进行浸泡消毒：肛表用消毒纱布擦净，放入 0.5% 消毒灵浸泡 5 min，清水冲洗，甩体温计使水银在 35℃ 以下，再浸泡 30 min，冷开水冲洗，擦干，备用	2	
		采用六步洗手法洗手	1	
		异常信息记录，做好交接班	1	
合计	38	—	—	

主观评分表

编号	配分	评分细则描述	分值	最终得分
01	1	着装、仪表、个人卫生符合要求	1	
02	1	整体操作规范、准确，动作娴熟，有交流	1	
合计	2	—	—	

九、母乳亲喂（试题代码：2.3.3；考核时间：30 min）

1. 试题单

（1）场地设备要求

1）模拟客房、床单位、护理模拟人及衣裤、新生儿床及衣裤。

2）工作区域内：操作台、哺乳枕、口水巾2块、热水、托盘、清洁棉2个放盒中、污物桶、洗手液1瓶。

（2）工作任务

1）操作前准备工作。

2）母乳亲喂。

3）操作后处理。

（3）技能要求

1）母乳亲喂前准备：自身、产妇、新生儿、用物、环境。

2）抱新生儿递送给产妇，指导产妇哺乳。

3）母乳亲喂结束，进行拍嗝护理。

4）评估新生儿是否喂饱、母亲双侧乳房是否吸空。

5）操作后：将新生儿安置在新生儿床中，整理用物，分类处理，洗手，记录。

（4）质量指标

1）母乳亲喂前准备

①着装、仪表、个人卫生符合要求，正确采用六步洗手法洗手。

②新生儿2次间隔3 h操作（原则应该是按需喂养）。

③使操作台整洁，抱新生儿到操作台检查。

④合理调节房间温度、湿度。

2）母乳亲喂

①清洁乳头、乳晕方法正确，读数准确，记录单位正确，操作过程安全。

②抱、送、接新生儿方法正确、安全。

③新生儿拍嗝方法正确，动作到位、安全。

④正确评估新生儿是否喂饱、双侧乳房是否吸空。

3）操作后正确安置新生儿体位，整理用物、分类处理正确，正确洗手，记录。

2. 评分表

客观评分表

编号	配分	评分细则描述	分值	最终得分
		准备工作		
		正确采用六步洗手法洗手	1	
01	5	产妇排尿。洗手、手温暖 新生儿前一次哺乳时间	1	
		用物准备齐全、放置合理（一次性垫巾铺操作台、哺乳枕、托盘上放一次性纱布 2 块并将热水放盒中、污物桶置操作台旁、新生儿床及盖被）	2	
		调节室温至 24～26℃，湿度至 50%～60%	1	
		喂乳前		
		推新生儿床到操作台旁，抱新生儿到操作台上，查看新生儿的纸尿裤有无污染，有则更换（口述）	1	
02	7	抱新生儿回到新生儿床，盖被盖上，携物送新生儿到产妇房间 嘱产妇坐哺乳椅上 围哺乳枕或取一靠垫给产妇垫于手下 哺乳凳放置，产妇放靠垫手一侧的脚踩上	2	
		抱新生儿围上一次性纱布，递送给产妇	1	
		新生儿臀部放在产妇腹部正中部，新生儿身体面向产妇	1	
		新生儿肚脐对产妇肚脐，产妇一手利用前臂呈环形置新生儿身体外侧腰臀部，用整个的手臂力量环抱住新生儿 新生儿头部枕在产妇的臂弯内侧	2	

续表

编号	配分	评分细则描述	分值	最终得分
03	12	**喂乳**		
		产妇一手呈"C"字形整个托起一侧乳房（拇指在上、其他手指在下），或呈剪刀形，手指距乳晕旁 3 cm	2	
		产妇身体稍前倾，协助产妇使新生儿的嘴对准产妇乳头 下巴贴住乳房 让产妇乳头在新生儿的上、下嘴唇中间往外边滑 引起觅食反射 使新生儿嘴张开 将乳头和部分乳晕塞入新生儿嘴内	5	
		新生儿吸奶衔接完成，开始吸吮，观察吞咽动作	1	
		一侧吸吮结束：食指轻轻按住新生儿下巴，使新生儿嘴张开后，迅速撤出乳头	1	
		抱回新生儿，转换竖抱式，然后换对侧手环抱，让产妇把哺乳枕和哺乳凳放另一侧，按同样方式进行调整哺乳姿势，继续喂乳	3	
04	3	**喂乳后**		
		两侧乳房吸吮结束，评估新生儿是否喂饱（口述） 产妇乳房吸吮 5～10 min，两侧乳房空软 若母乳不足，触碰新生儿嘴角有觅食反射，需参照瓶喂的方式给新生儿补充奶量	2	
		评估双侧乳房，若有剩余奶液或奶块现象，给予人工吸奶（口述）	1	
05	7	**拍嗝**		
		新生儿喂奶结束后抱回新生儿，把一次性纱布平铺于操作者一侧肩部	1	
		操作者身体稍前倾，一手托住新生儿头颈部 一手托住新生儿臀部 使新生儿下巴放在操作者肩部，顺手把新生儿的脸侧向一边 操作者再直起身体	2	
		放置新生儿头颈部的手松开，手掌弓起呈杯状，用适当的力度轻拍背中部	2	
		新生儿打嗝后，怀抱式抱新生儿 用一次性纱布擦净新生儿口角溢出的奶液	1	
		将新生儿安置在新生儿床中，调整为右侧卧位，盖好盖被，新生儿床调高 5°～10°，留房间或回育婴室	1	

续表

编号	配分	评分细则描述	分值	最终得分
06	4	整理用物		
		污物带离房间	1	
		哺乳枕、哺乳凳放回原位	1	
		采用六步洗手法洗手	1	
		异常信息记录，做好交接班	1	
合计	38	—		

主观评分表

编号	配分	评分细则描述	分值	最终得分
01	1	着装、仪表、个人卫生符合要求	1	
02	1	整体操作规范、准确，动作娴熟，有交流	1	
合计	2	—		

十、新生儿瓶喂 (试题代码：2.3.4；考核时间：30 min)

1. 试题单

(1) 场地设备要求

1) 模拟新生儿室、新生儿床、新生儿模拟人及衣裤。

2) 工作区域内：操作台、纸尿裤、一次性纱布、温奶器、母乳或配方奶粉的奶瓶、哺乳凳、污物桶、洗手液 1 瓶。

(2) 工作任务

1) 操作前准备工作。

2) 新生儿瓶喂。

3) 操作后处理。

(3) 技能要求

1) 新生儿瓶喂前准备：自身、新生儿、用物、环境。

2）抱新生儿，围一次性纱布。

3）坐哺乳椅上，呈哺乳姿势，固定新生儿头颈部，喂奶。

4）进行拍嗝护理。

5）操作后：将新生儿安置在新生儿床中，整理用物，分类处理，洗手，记录。

（4）质量指标

1）新生儿瓶喂前准备

①着装、仪表、个人卫生符合要求，正确采用六步洗手法洗手。

②储存奶或配方奶（按比例配置）。

③操作台整洁，用物准备齐全、放置合理。

④合理调节房间温度、湿度。

2）新生儿瓶喂

①抱新生儿方法正确、安全。

②正确测试奶液温度。

③正确固定新生儿头颈部，瓶喂方法正确、安全。

④新生儿拍嗝方法正确，动作到位、安全。

3）操作后正确安置新生儿体位，整理用物、分类处理正确，正确洗手，记录完整。

2. 评分表

客观评分表

编号	配分	评分细则描述	分值	最终得分
01	5	**准备工作**		
		正确采用六步洗手法洗手，手温暖	1	
		新生儿瓶喂母乳或配方奶 按需更换脏纸尿裤	1	
		用物准备齐全、放置合理（操作台、纸尿裤、一次性纱布），污物桶置操作台旁 育婴室备温奶器、母乳或配方奶粉的奶瓶、哺乳凳	2	
		调节室温至 24～26℃，湿度至 50％～60％	1	

续表

编号	配分	评分细则描述	分值	最终得分
02	9	**喂乳前**		
		在育婴室取该新生儿的储存奶或配方奶 放置到温奶器内	2	
		抱新生儿到操作台上 查看新生儿的纸尿裤，有污染则更换，洗手（口述）	1	
		抱新生儿回新生儿床上 哺乳凳放置在椅子一侧	1	
		取出温奶器中的奶瓶，纸巾擦干奶瓶上的残留水 放置在新生儿附近的桌上	2	
		测试奶液温度 将奶滴在母婴保育专护人员的左手腕内侧皮肤上 感到滴下的奶滴不烫手，说明温度接近人体体温 乳汁滴速适宜	2	
		新生儿围上一次性纱布	1	
03	11	**喂乳**		
		抱起新生儿，呈环抱式 坐哺乳椅上 左脚踩在哺乳凳上 左手放置于新生儿头颈部固定 右手拿奶瓶	5	
		让新生儿头侧一边 奶嘴在新生儿的上、下嘴唇中间往外边滑 使新生儿嘴张开，将奶嘴头塞入新生儿嘴内 等新生儿有效吸吮后，头转正喂奶	4	
		奶瓶底朝上倾斜呈 45° 奶嘴中要充满奶液，以免新生儿吸入过多的空气	2	

编号	配分	评分细则描述	分值	最终得分
		喂乳后		
		拍背打嗝，用一次性纱布擦净新生儿口角溢出的奶液	5	
		斜抱新生儿 5～10 min 后放回床上	1	
04	9	调整为喂奶后睡姿：调整为右侧卧位 背垫靠枕 盖好盖被 新生儿床调高 5°～10°（每一项 0.5 分）	2	
		记录母乳及配方奶实际喂奶量	1	
		整理用物		
05	4	一次性物品放污物桶，奶瓶浸泡初步处理	1	
		哺乳凳放回原位	1	
		采用六步洗手法洗手	1	
		异常信息记录，做好交接班	1	
合计	38	—	—	

主观评分表

编号	配分	评分细则描述	分值	最终得分
01	1	着装、仪表、个人卫生符合要求	1	
02	1	整体操作规范、准确，动作娴熟，有交流	1	
合计	2	—	—	

十一、新生儿沐浴（试题代码：2.3.5；考核时间：30 min）

1. 试题单

（1）场地设备要求

1）模拟新生儿室、新生儿床单位、新生儿模拟人及衣裤 2 套。

2）工作区域内：操作台、新生儿浴池、托盘（内置沐浴露和洗发水）、一次性纱布 3 块、折叠垫、隔尿巾 1 块、大纱巾 1 块、污物桶。

3）储物罐 1 内放：医用消毒棉签、护臀霜、婴儿梳、小头棉签、爽身粉。

4）储物罐 2 内放：纸尿裤、新生儿连体衣、护脐贴（备用）。

（2）工作任务

1）操作前准备工作。

2）新生儿沐浴。

3）操作后处理。

（3）技能要求

1）新生儿沐浴前准备：自身、新生儿、用物、环境。

2）抱新生儿至操作台，检查新生儿五官、皮肤及肛门。

3）清洁新生儿脸部，洗头部，擦干头发。

4）脱新生儿的衣裤，抱至沐浴池，冲淋新生儿全身，抹沐浴液，再热水冲淋。

5）抱回操作台，擦拭干新生儿身体、四肢。

6）消毒脐带根部。

7）新生儿穿衣服，梳理头发，抱放回床内，调整睡姿入睡。

8）操作后处理：用物整理，分类处理，洗手，记录。

（4）质量指标

1）新生儿沐浴前准备

①着装、仪表、个人卫生符合要求，正确采用六步洗手法洗手。

②新生儿喂奶 30 min 后操作。

③操作台整洁，新生儿浴池洁净，用物准备齐全，瓶盖打开，放置合理。

④合理调节房间温度、湿度。

2）新生儿沐浴。

①抱新生儿方法正确，动作到位、安全。

②检查新生儿五官、皮肤及肛门方法正确。

③正确清洁新生儿脸部，洗头、冲淋、抹沐浴液部位、程序正确。

④消毒脐带根部范围，方法正确。

3）操作后安置新生儿于舒适位，用物整理恰当，分类处理正确。

2. 评分表

客观评分表

编号	配分	评分细则描述	分值	最终得分
		准备工作		
		正确采用六步洗手法洗手	1	
		正确评估新生儿喂奶 30 min 后	1	
01	5	用物准备齐全、放置合理 新生儿浴池操作台：沐浴露、洗发水、无纺纱布 3 块 浴池内：沐浴支架、沐浴海绵垫 操作台：隔尿巾 1 块、大纱巾 1 块、一次性垫巾、污物桶 储物罐 1 内放：医用消毒棉签（一周内用碘伏、一周后用 70％乙醇）、护臀霜、婴儿梳、小头棉签、爽身粉 储物罐 2 内放：纸尿裤、新生儿连体衣、护脐贴（备用）	2	
		调节室温至 24～26℃，湿度至 50％～60％	1	
		沐浴前		
		操作台上铺隔尿巾 大纱巾、一次性垫巾	1	
02	5	打开沐浴露和洗发水瓶盖备用	1	
		支撑架放置在浴池内，上放沐浴海绵垫	1	
		花洒放在支架上，打开龙头 调节沐浴池水温及龙头水流速，试水温，关龙头	1	
		污物桶放置操作台下，洗手	1	
		沐浴		
		抱新生儿至操作台 检查新生儿眼睛、鼻子、耳朵、口腔、皮肤有无异常（口述）	1	
03	17	环抱新生儿，清洁脸部 打开水龙头，测试水温（38℃） 取一块无纺纱布 1/4 折，淋湿、拧干后擦拭脸部（双侧内眦→外眦→耳郭及耳后） 取另一块无纺纱布依次擦前额→一侧脸颊→下巴 无纺纱布（换一面）擦洗另一侧 无纺纱布（换一面）擦拭鼻部及唇周皮肤	4	

续表

编号	配分	评分细则描述	分值	最终得分
		清洁洗头： 　　将新生儿身体转至操作者左侧手，左手固定新生儿身体，大拇指和中指将新生儿耳郭内折盖住两耳口 　　将无纺纱布淋湿，把新生儿头发擦湿，无纺纱布置于海绵垫中部，操作者右手取适量洗发水 　　按顺时针洗洁新生儿头部及耳后（避开囟门）。用淋湿无纺纱布清洗干净新生儿头部。然后手掌撑干无纺纱布擦干头发。无纺纱布置于池尾边	3	
		花洒置于池尾部，出水口朝下	1	
03	17	洗身体： 　　抱新生儿回操作台，脱去新生儿的衣服放于布草桶，脱去新生儿纸尿裤置于污物桶，检查脐部、皮肤及肛门有无异常，脐部可按需贴护脐贴 　　抱起新生儿连一次性垫巾至沐浴池海绵垫上 　　操作者左手掌面朝向新生儿脸，拇指、食指把新生儿下巴稍抬起 　　右手持龙头把新生儿全身淋湿后，将花洒置池尾部 　　倒适量沐浴液在操作者右手心，抹到新生儿全身皮肤及皮肤皱褶处 　　操作者一手持花洒，一手依次冲淋新生儿颈部→对侧上肢→近侧上肢→胸腹部→对侧下肢→近侧下肢→背臀部→会阴部→对侧下肢→近侧下肢	4	
		清洗背部： 　　操作者右手固定新生儿肩部 　　另一手放在新生儿头颈部，使新生儿坐起，身体稍前倾，头靠在操作者手腕部 　　取沐浴液，左手指腹以打圈方式清洁（背部→臀部→骶尾部） 　　左手持花洒冲淋背部	3	
		将新生儿平躺 再次冲淋全身，然后关闭水龙头	1	
		沐浴后		
04	6	抱新生儿至操作台上，大纱巾包裹新生儿身体，分别擦干躯体及四肢，尤其是皱褶部位处	1	
		脐部消毒： 　　一手固定并撑开脐部 　　另一手持碘伏或乙醇棉签 1/2 处，顺时针由里向外消毒脐带根部及外展周围皮肤 3 cm 　　使用后棉签放置于脏纸尿裤上	2	

续表

编号	配分	评分细则描述	分值	最终得分
04	6	臀部护理： 操作者左手提起新生儿双脚 另一手擦拭护臀膏，外涂周围皮肤 3 cm 脏棉签放置于污物桶内	1	
		穿好纸尿裤，穿好新生儿衣服	1	
		抱新生儿回床内，调整好睡姿 盖好盖被，哄新生儿入睡	1	
05	5	整理用物		
		整理沐浴护理盒、尿片盒、衣物护理盒并归位 沐浴液和洗发液盖上盖子，打开龙头冲淋干净支架并放池边侧，海绵垫和支架置于挂钩上，花洒置花洒架上	1	
		隔尿巾、海绵垫、大纱巾放回污物桶 取出污物桶中的污物袋（开口处打死结）送洗 污物桶套上污物袋并归位，一次性污物集中处理	2	
		采用六步洗手法洗手	1	
		异常信息记录，做好交接班	1	
合计	38	—	—	

主观评分表

编号	配分	评分细则描述	分值	最终得分
01	1	着装、仪表、个人卫生符合要求	1	
02	1	整体操作规范、准确，动作娴熟，有交流	1	
合计	2	—	—	

十二、新生儿抚触（试题代码：2.3.6；考核时间：30 min）

1. 试题单

（1）场地设备要求

1）模拟新生儿室、新生儿床、新生儿模拟人及新生儿连体衣、纸尿裤。

2）工作区域内：操作台、大纱巾 1 块、污物桶。

3）储物罐：按摩油、医用消毒棉签 2 根、护臀霜、小头棉签、护脐贴（备用）。

（2）工作任务

1）操作前准备工作。

2）新生儿抚触

3）操作后处理。

（3）技能要求

1）新生儿抚触前准备：自身、新生儿、用物、环境。

2）抱新生儿至操作台，脱衣裤。

3）取按摩油，摩擦温暖双手，按头、胸、腹、手足、背部依次进行抚触。

4）新生儿穿好衣裤后，抱放回新生儿床内，哄新生儿入睡。

5）操作后处理：用物整理，分类处理，洗手，记录。

（4）质量指标

1）新生儿抚触前准备

①着装、仪表、个人卫生符合要求，正确采用六步洗手法洗手。

②新生儿喂奶 30 min 后或沐浴后操作。

③操作台整洁，用物准备齐全、放置合理。

④合理调节房间温度、湿度。

2）新生儿抚触

①抱新生儿方法正确，动作到位、安全。

②脱穿衣裤正确，换下衣裤合理放置。

③取按摩油数量正确，抚触手法、程序正确。

3）操作后安置新生儿于舒适位，用物整理恰当、分类处理正确。

2. 评分表

客观评分表

编号	配分	评分细则描述	分值	最终得分
		准备工作		
		正确采用六步洗手法洗手，摩擦温暖双手	1	
		正确评估新生儿喂奶 30 min 后或沐浴后	1	
01	5	用物准备齐全、放置合理 操作台、大纱巾 1 块 纸尿裤 按摩油、污物桶置操作台下 新生儿连体衣、纸尿裤	2	
		调节室温至 24～26℃，湿度至 50%～60%	1	
		抚触前		
		大纱巾铺在操作台上 污物桶放置于操作台下，洗手	1	
		抱新生儿到操作台上 操作者站在新生儿足部位置	1	
02	5	脱新生儿衣服、三折放于操作台右上角 脱纸尿裤放污物桶内 检查新生儿眼睛、鼻子、耳朵、口腔、皮肤、脐部及肛门有无异常（口述）	2	
		取 2～3 滴按摩油于手指腹 轻轻摩擦以温暖双手并增加抚触时的润滑度	1	
		抚触		
03	22	头面部： （1）双手置于新生儿头两侧，双手拇指置于新生儿眉心处向头外侧耳部按摩 （2）双手拇指于眉心处向头上方至底部按摩（避开囟门） （3）双手拇指置于嘴角处向斜上方至太阳穴（2个8拍） （4）双手拇指置于下颌向耳乳突方向抚触（2个8拍）	4	
		胸部： 双手食指、中指和无名指置于新生儿剑突下向上至肩部分开按摩，以此往复（2个8拍）	2	

编号	配分	评分细则描述	分值	最终得分
03	22	腹部： 两手依次从新生儿的右下腹按顺时针方向划半圆按摩腹部，注意避开脐部（2 个 8 拍）	2	
		手部： （1）双手握住新生儿上臂内旋式向下至新生儿手部 （2）拇指分别旋转式按摩新生儿手掌、手背，同样方法按摩另一个手臂，以此往复（2 个 8 拍） （3）用拇指和食指分别将新生儿的手指依次捏、拉进行抚触	4	
		腿部： （1）双手握住新生儿大腿根部内旋式向下至脚部 （2）拇指分别旋转式按摩新生儿脚掌和脚背，用同样方法按摩另一条大腿，以此往复（2 个 8 拍） （3）用拇指和食指分别将新生儿的脚趾依次捏、拉进行抚触	4	
		背部： （1）将新生儿翻身，使其置于俯卧位 （2）双手指腹置于新生儿臀部，在脊椎旁两侧向上推至肩部 （3）双手以脊椎为中心向外侧按摩，从肩至新生儿臀部 （4）双手拇指、食指、中指的指腹捏放新生儿皮肤，从尾骶部至肩部 （5）双手在脊椎旁两侧从新生儿肩部推至尾骶部（2 个 8 拍）	6	
04	2	抚触后		
		帮新生儿翻身至平卧位，帮新生儿穿好纸尿裤、连体衣	1	
		抱新生儿到婴儿床，盖好盖被，睡姿调整	1	
05	4	整理用物		
		按摩油放回原处，换下的衣裤送洗，纸尿裤集中处理	1	
		整理操作台，保持环境整洁	1	
		采用六步洗手法洗手	1	
		异常信息记录，做好交接班	1	
合计	38	—	—	

主观评分表

编号	配分	评分细则描述	分值	最终得分
01	1	着装、仪表、个人卫生符合要求	1	
02	1	整体操作规范、准确，动作娴熟，有交流	1	
合计	2	—	—	

十三、五官护理（试题代码：2.3.8；考核时间：30 min）

1. 试题单

（1）场地设备要求

1）模拟新生儿室、新生儿床、新生儿模拟人及衣裤、新生儿连体衣、纸尿裤。

2）工作区域内：操作台（含温水池）、一次性垫巾、医用棉签、小头棉签、污物桶。

（2）工作任务

1）操作前准备工作。

2）五官护理。

3）操作后处理。

（3）技能要求

1）新生儿五官护理前准备：自身、新生儿、用物、环境。

2）抱新生儿至操作台，清洁眼、耳、鼻。

3）抱新生儿回床上，安置于舒适位。

4）操作后：用物整理，分类处理，洗手，记录。

（4）质量指标

1）新生儿五官护理前准备

①着装、仪表、个人卫生符合要求，正确采用六步洗手法洗手。

②评估新生儿眼部、耳部、鼻部有无分泌物。

③操作台整洁，用物准备齐全、放置合理，设备完好。

④合理调节房间温度、湿度。

2）五官护理

①抱新生儿方法正确，动作到位、安全。

②正确清洁眼、耳、鼻。

3）操作后安置新生儿于舒适位，用物整理、分类处理正确。正确洗手，记录完整。

2. 评分表

客观评分表

编号	配分	评分细则描述	分值	最终得分
		准备工作		
		正确采用六步洗手法洗手，双手温暖	1	
		正确评估新生儿眼部、耳部、鼻部有无分泌物	1	
01	5	用物准备齐全、放置合理（操作台、一次性治疗碗内存 38℃ 水浸无纺纱布 2 块、一次性垫巾、小头棉签、污物桶）	2	
		调节室温至 24～26℃，湿度至 50%～60%	1	
		眼部护理		
		铺一次性垫巾于操作台	1	
02	8	抱新生儿到操作台上，左手固定新生儿头部 右手取温水无纺纱布，呈不滴水状 擦拭眼睛，从内眦往外眦方向擦拭 用后扔到污物桶内	4	
		另一侧眼睛用同样方式擦拭	3	
		耳部护理		
		帮新生儿头转向一侧 左手虎口固定新生儿前额部	2	
03	8	右手取 1 根小头棉签 擦拭一侧耳部（外耳口→耳郭），从耳道外口按顺时针方向擦拭 手法：握笔式持于棉签头端 1 cm 处，往外擦拭至外耳郭 污棉签扔到污物桶内	3	
		另一侧耳用另一根棉签同样方式擦拭	3	

续表

编号	配分	评分细则描述	分值	最终得分
		鼻部		
		新生儿平卧 左手虎口固定新生儿前额部	2	
04	12	右手取 1 根小头棉签 蘸温水，呈不滴水状 擦拭鼻腔，以旋转式轻轻进鼻腔 0.5 cm 旋转式退出 污棉签扔到污物桶内	4	
		另一侧鼻腔用另一根棉签同样方式擦拭	4	
		整理衣服，抱新生儿回床上	2	
		整理用物		
05	5	整理物品并归位，保持环境整洁	2	
		污物集中处理	1	
		采用六步洗手法洗手	1	
		异常信息记录，做好交接班	1	
合计	38	—		—

主观评分表

编号	配分	评分细则描述	分值	最终得分
01	1	着装、仪表、个人卫生符合要求	1	
02	1	整体操作规范、准确，动作娴熟，有交流	1	
合计	2	—		—

母婴保育指导与管理

一、婴儿生长发育评价咨询（试题代码：3.1.1；考核时间：15 min）

1. 试题单

（1）背景资料

一天，客户李女士抱着男宝宝来到曾经住过的母婴保育专护中心，她问专护人员："我的宝宝 3 个月了，满 3 个月的那天体重 6.5 kg，身高 60.5 cm，头围 39 cm，胸围 38.5 cm，是否正常？"专护人员需对该指标作出评价。

（2）试题要求

1）请告诉李女士 3 个月宝宝的正常发育指标。

2）请对照正常指标判断该宝宝生长发育是否正常。

3）请给予相关指导。

2. 评分表

评价要素	配分	得分
1	4	
2	2	
3	4	
合计	10	

二、婴儿营养护理咨询（试题代码：3.1.2；考核时间：15 min）

1. 试题单

（1）背景资料

张女士在母婴保育专护中心坐月子即将满月，马上要回家了，看着宝宝一天天地长大，心里特别欣慰，想到回家后的养育，心里有点担心，希望专护人员能告诉她回家后应该如何喂养宝宝？根据张女士的要求，专护人员应告知她 2 个月婴儿的营养护理知识。

（2）试题要求

1）请说出 2 个月的婴儿每天合理的喂养次数和喂养量。

2）请指导产妇母乳不足的喂养方法。

3）2 个月的婴儿除了乳汁喂养，还需要补充什么？

2. 评分表

评价要素	配分	得分
1	4	
2	3	
3	3	
合计	10	

三、指导婴儿个性化养育与能力训练（试题代码：3.1.3；考核时间：15 min）

1. 试题单

（1）背景资料

张女士的宝宝已经 4 个月了，随着宝宝渐渐成长，开始对声音、物体、颜色有所反应，并不时发出咿呀声，张女士高兴之余，抱着宝宝来到曾经入住的母婴保育专护中心，咨询如何进行宝宝的能力训练。专护人员应根据张女士的要求给予合理的指导。

（2）试题要求

1）请指导婴儿视觉训练。

2）请指导婴儿注视训练。

3）请指导婴儿对颜色的认知。

2. 评分表

评价要素	配分	得分
1	2	
2	4	
3	4	
合计	10	

四、指导和督促婴儿预防接种（试题代码：3.1.4；考核时间：15 min）

1. 试题单

（1）背景资料

戴女士产后在母婴保育专护中心坐月子，在给宝宝换衣服时看到宝宝手臂上有预防接种的划痕，她很想了解为什么要进行预防接种，有哪些方法，如何不会遗漏。针对戴女士的疑问，专护人员需给予预防接种的知识并配合进行指导。

（2）试题要求

1）请告知预防接种的意义和方法。

2）请告知产妇新生儿首次接种的时间和疫苗。

3）请指导产妇在新生儿第一次接种疫苗后如何再进行预防接种？

2. 评分表

评价要素	配分	得分
1	2	
2	4	
3	4	
合计	10	

五、指导婴儿意外伤的预防及处理（试题代码：3.1.5；考核时间：15 min）

1. 试题单

（1）背景资料

一天，李女士看到一则报道，一个婴儿在家中玩耍时，突然跌倒，造成多处皮肤挫伤，给年轻父母造成很大的心理负担。李女士随即想到自己宝宝的成长，希望了解居家生活中宝宝防跌伤的措施。专护人员需要提供给李女士合理的居家安全防跌倒的相关建议。

（2）试题要求

1）请指导居家地面安全的措施。

2）请指导居家家具使用安全的措施。

3）请指导居家窗户安全的措施。

2. 评分表

评价要素	配分	得分
1	4	
2	2	
3	4	
合计	10	

六、判断婴儿出现的异常症状（试题代码：3.1.6；考核时间：15 min）

1. 试题单

（1）背景资料

一天，丁女士在给自己 2 个多月的宝宝换尿布时，发现宝宝臀部出现红色的小疹子且皮肤比较潮湿，她非常担心，打电话给母婴保育专护中心曾经为她护理的专护人员小梅，咨询宝宝臀部的情况如何处理。专护人员小梅需根据婴儿出现的症状，做出正确的判断并给予合理的指导。

（2）试题要求

1）请判断婴儿臀部出现了什么情况。

2）请说出出现该现象的原因是什么。

3）如何进行预防和处理？

2. 评分表

评价要素	配分	得分
1	1	
2	4	
3	5	
合计	10	

七、安全与卫生管理（试题代码：3.2.1；考核时间：15 min）

1. 试题单

（1）背景资料

母婴保育专护中心服务的对象是体质比较虚弱的产妇和刚出生的新生儿，提供优质服务、确保服务安全是每位专护人员应尽的职责。因此，每一位专护人员在提供母婴保育专项服务中，必须明确安全服务意识，熟悉安全措施，掌握安全管理要点。

（2）试题要求

1）请说出护理专项服务的安全要点。

2）请说出母婴保育专护安全的重要环节。

3）请说出卫生管理措施。

2. 评分表

评价要素	配分	得分
1	3	
2	3	
3	4	
合计	10	

八、感染的预防和控制管理 （试题代码：3.2.2；考核时间：15 min）

1. 试题单

（1）背景资料

新生儿抵抗力低，易发生继发感染，为了保证新生儿得到健康成长，在新生儿的专护工作中避免交叉感染的发生是重中之重。母婴保育专护人员需掌握各项操作中感染预防和控制的方法。

（2）试题要求

1）请说出清洁的方法。

2）请说出消毒的方法。

3）请说出护理工作中如何控制交叉感染。

2. 评分表

评价要素	配分	得分
1	3	
2	3	
3	4	
合计	10	

九、家属陪护管理 （试题代码：3.2.3；考核时间：15 min）

1. 试题单

（1）背景资料

产妇带着新生儿在家属陪同下来到了母婴保育专护中心，专护人员小黄将新生儿安排在育婴室，将产妇带到产前预定的房间，安排卧床休息。此时家属提出要 24 小时陪护。小黄将按照母婴保育专护中心的家属、朋友访视管理及陪护管理制度给予答复。

（2）试题要求

1）请正确回复家属提出的要求。

2）请告知家属应遵守哪些陪护制度。

3）请指导家属陪护的注意事项。

2. 评分表

评价要素	配分	得分
1	3	
2	3	
3	4	
合计	10	

十、母婴信息进行电子化录入（试题代码：3.3.1；考核时间：15 min)

1. 试题单

（1）背景资料

母婴保育专护中心为了更好地实施信息化管理，母婴入住后的专护信息全部通过信息管理平台发布和记录。每天专护工作内容通过掌上工作机提示专护人员到点工作。目前，专护人员小崔手持掌上工作机，于早上 10 点去 301 房间吸奶。

（2）试题要求

1）小崔操作前应做哪些准备工作？

2）小崔操作中如何完成信息录入？

3）操作中需注意的事项有哪些？

2. 评分表

评价要素	配分	得分
1	4	
2	2	
3	4	
合计	10	

十一、分析和应用信息（试题代码：3.3.2；考核时间：15 min)

1. 试题单

（1）背景资料

一天早上，护士小顾帮 405 房间的宝宝（第 6 天）沐浴后测量体重（与入住时相同），推车送宝宝到 405 房间给产妇进行母乳喂养。随后产妇问起宝宝的体重，小顾如实告诉了她，405 房间的妈妈疑惑是否喂养不当造成宝宝体重不增长。

（2）试题要求

1）请给产妇合理的解释。

2）请解释新生儿的合理喂养。

3）请指出母婴专护中心信息化管理的优点。

2. 评分表

评价要素	配分	得分
1	3	
2	3	
3	4	
合计	10	

第5部分

理论知识考试模拟试卷及答案

母婴保育（专项职业能力）理论知识试卷

注 意 事 项

1. 考试时间：60 min。

2. 请首先按要求在试卷的标封处填写您的姓名、准考证号和所在单位的名称。

3. 请仔细阅读各种题目的回答要求，在规定的位置填写您的答案。

4. 不要在试卷上乱写乱画，不要在标封区填写无关的内容。

	一	二	总分
得分			

得分	
评分人	

一、判断题（第 1 题～第 50 题。将判断结果填入括号中。正确的填"√"，错误的填"×"。每题 1 分，满分 50 分）

1. 慎独就是指一个人独立工作的态度并能独当一面。　　　　　　　　（　　）

2. 母婴保育专护人员应具备规范的实践操作能力。　　　　　　　　（　　）

3. 客户健康信息由本人或家属提供。　　　　　　　　　　　　　　（　　）

4. 客户的健康信息应该以主观资料为主。 （　　）

5. 客户出现妊娠呕吐、脚踝部水肿属于过去病史。 （　　）

6. 客户配偶母亲患有糖尿病应记录于家属疾病史中。 （　　）

7. 孕妇要在空气新鲜并流通的环境中工作和休息。 （　　）

8. 早孕期间孕妇常会为一些不顺心的小事而大发脾气。 （　　）

9. 孕期可多用补品以促进胎儿发育。 （　　）

10. 孕妇甲状腺功能旺盛，碘的需要量减少。 （　　）

11. 孕妇冬季活动时应注意保暖，以免着凉，运动后不宜沐浴。 （　　）

12. 妊娠 26～27 周，孕妇自觉有胎动。 （　　）

13. 按时到医院检查可确保孕妇和胎儿健康平安。 （　　）

14. 胎动监测是孕妇自我检测胎儿情况的简单而有效的方法。 （　　）

15. 乳头严重内陷的孕妇可用吸奶器吸牵乳头，使其向外突出，便于产后哺乳。 （　　）

16. 妊娠晚期，孕妇乳房增大明显，有少量乳汁分泌。 （　　）

17. 产妇在临产前适当食用巧克力对母婴均有益处。 （　　）

18. 孕妇入院的所有物品由陪产护士准备。 （　　）

19. 在孕妇宫缩疼痛出汗后应及时为孕妇擦浴，保持身体清洁。 （　　）

20. 产妇因害怕分娩的阵痛，导致给自己的心理暗示不够积极而不利于正常分娩。 （　　）

21. 临产前都会出现一定程度的紧张心理，最希望得到丈夫的鼓励和支持。 （　　）

22. 新生母婴生活必需物品必须由医院提供。 （　　）

23. 产妇出产房第一时间见到陪护人员可增加产后休养的安全感。 （　　）

24. 产后要多与产妇进行交流，欢迎亲朋好友探视，增加交流机会。 （　　）

25. 产褥期生殖系统的变化最大，主要是子宫复旧。 （　　）

26. 正常分娩者，产后稍事休息即可进食。 （　　）

27. 产妇入住母婴保育专护中心时，客房物品准备不包括产妇衣裤。 （　　）

28. 新生儿入住母婴保育专护中心时，不需准备的物品是婴儿床。 （　　）

29. 出入母婴保育专护中心者应该做到洗手、换鞋、测体温、穿会所衣服。 （　　）

30. 探视者进入母婴保育专护中心可在公共区域进行活动，可以相互走访客房。（　　）

31. 在喂奶之前应洗手、清洁乳头，可用酒精或肥皂液清洁。（　　）

32. 产妇产后子宫的变化可通过问诊方法了解。（　　）

33. 产后腹壁明显松弛，腹壁紧张度在产后 6～8 周恢复。（　　）

34. 产后活动少，容易发生食欲不振。（　　）

35. 产褥期的产妇一般都会出现不同程度的抑郁心理。（　　）

36. 高热量的饮食可满足子宫修复和泌乳的需要。（　　）

37. 月子餐要保证充分的优质动物蛋白质，如鸡肉、鱼肉、瘦肉等。（　　）

38. 出生体重是新生儿健康评估资料中最重要的内容。（　　）

39. 新生儿的活动主要是条件反射，以保证新生儿对外界环境的适应。（　　）

40. 体重是判断小儿营养状况最重要的指标。（　　）

41. 新生儿应该按需喂养而不是定时定量喂养。（　　）

42. 新生儿在出生 1 个月后脐带残端自行脱落。（　　）

43. 新生儿出生一周后必须接种卡介苗。（　　）

44. 出生前半年体重计算公式为：出生体重（kg）＋月龄×0.7（kg）。（　　）

45. 婴儿对蛋白质的需要量比成人少。（　　）

46. 7 月龄婴儿俯卧时可后退或原地打转。（　　）

47. 婴儿户外活动时应安置在光滑的地面上玩耍。（　　）

48. 母婴保育专护中心应制定卫生管理制度并加以落实。（　　）

49. 访视人员须听从管理人员指导，服从护理人员的管理。（　　）

50. 信息化管理使护理工作流程得到优化，起到监控护理质量的作用。（　　）

得分	
评分人	

二、单项选择题（第 1 题～第 50 题。选择一个正确的答案，将相应的字母填入题内的括号中。每题 1 分，满分 50 分）

1. 母婴保育专护人员的思想品德素养不包含（　　）。

　　A. 政治思想素质　　　　　　　　　B. 职业道德素质

C. 具有较高的慎独修养　　　　　　　　D. 心理素质

2. 采集客户信息的意义是（　　）。

　　A. 了解客户个人的爱好　　　　　　　B. 了解客户家庭情况

　　C. 提供更好的服务　　　　　　　　　D. 明确双方职责

3. 客户生活信息的内容不包括（　　）方面的信息。

　　A. 个人饮食　　　　B. 家庭经济　　　　C. 睡眠　　　　D. 排泄

4. 信息保密管理对企业而言可以（　　）。

　　A. 提高工作效率　　　　　　　　　　B. 提高管理效率

　　C. 提高员工信任度　　　　　　　　　D. 提高社会信任度

5. 孕妇每日要保持皮肤、外阴的清洁卫生，可选择（　　）。

　　A. 坐浴　　　　B. 淋浴　　　　C. 盆浴　　　　D. 桑拿浴

6. 妊娠早期孕妇出现焦虑情绪时调节方法不妥的是（　　）。

　　A. 注意力转移法　　B. 音乐放松法　　C. 倾诉法　　D. 运动法

7. （　　）是孕期检查必测项目。

　　A. 身高　　　　B. 体重　　　　C. 体温　　　　D. 呼吸

8. 孕妇16～24周期间，每日应增加蛋白质15 g，相当于（　　）。

　　A. 1个鸡蛋　　　B. 2个鸡蛋　　　C. 3个鸡蛋　　　D. 4个鸡蛋

9. 随着妊娠的发展，孕妇的注意力转移到关注（　　）。

　　A. 自己　　　　B. 家人　　　　C. 朋友　　　　D. 胎儿

10. 为减少产后乳腺炎的发生，产前可做乳头清洁，方法是（　　）。

　　A. 清洁毛巾沾温水擦洗　　　　　　　B. 清洁毛巾沾肥皂水擦洗

　　C. 脱脂棉球沾乙醇擦洗　　　　　　　D. 脱脂棉球沾肥皂水擦洗

11. 孕产妇产前排空大小便有利于（　　）。

　　A. 膀胱保持空虚状态　　　　　　　　B. 子宫收缩

　　C. 肠腔清洁　　　　　　　　　　　　D. 疼痛减轻

12. 当产妇出产房时看到陪护人员的迎接会感受到（　　）。

　　A. 被重视　　　B. 被接纳　　　C. 被关爱　　　D. 被宠爱

13. 家庭成员除在生活上关心、体贴产妇外，还要（　　　）。

　　A. 有同情心　　　　B. 倾听其倾诉　　　C. 建立社会关系　　D. 争取单位的支持

14. 新生儿哺乳时的安全措施要求是（　　　）。

　　A. 防跌倒　　　　　B. 防交叉感染　　　C. 防溢奶　　　　　D. 防窒息

15. 产后卫生保健指导的内容不正确的是（　　　）。

　　A. 便后应冲洗会阴　　　　　　　　B. 褥汗多应每天擦浴

　　C. 每天应用温水洗漱　　　　　　　D. 会阴伤口每天应坐浴

16. 产后产妇不习惯卧床排尿，易引起（　　　）。

　　A. 会阴伤口疼痛　　　　　　　　　B. 宫缩痛

　　C. 尿潴留　　　　　　　　　　　　D. 腹痛

17. 产后生活护理内容不包括（　　　）。

　　A. 饮食保健　　　　B. 卫生保健　　　　C. 休息　　　　　　D. 体检

18. 为确保母婴入住会所得到良好的休养环境，管理中应明确（　　　）。

　　A. 家人只能在公共区域　　　　　　B. 限制探望者出入

　　C. 废物扔房间内　　　　　　　　　D. 公共区域不抽烟

19. 母婴出院来到母婴保育专护中心时应立即安置产妇在（　　　）。

　　A. 接待室　　　　　B. 原订房间　　　　C. 大厅　　　　　　D. 空客房

20. 产妇产后健康检查测量的内容最重要的是（　　　）。

　　A. 生命体征　　　　B. 瞳孔　　　　　　C. 呼吸　　　　　　D. 脉搏

21. 产后机体的抵抗力下降，常见的疾病不包括（　　　）。

　　A. 生殖器官感染　　　　　　　　　B. 乳腺炎

　　C. 肺炎　　　　　　　　　　　　　D. 乳头皲裂

22. 产妇在产后出现生殖器官感染的原因除机体抗病能力下降外，主要还包括（　　　）。

　　A. 子宫创伤还没有愈合　　　　　　B. 会阴充血水肿

　　C. 激素水平下降　　　　　　　　　D. 饮食营养不合理

23. 产后第二周的月子餐应（　　　）。

　　A. 清淡不油腻　　　　　　　　　　B. 适当进补

C. 是滋补的汤料　　　　　　　　　　D. 平衡膳食

24. 母乳喂养有利于促进产妇子宫收缩,可预防 (　　　)。

　　A. 产后出血　　　B. 乳腺小叶增生　　C. 泌乳　　　　　D. 疼痛

25. 母乳喂养的方法最常用的是 (　　　)。

　　A. 摇篮式　　　　B. 足球式　　　　　C. 侧卧式　　　　D. 仰卧式

26. 产后机体锻炼应做到 (　　　)。

　　A. 室内保持空气流通　　　　　　　　B. 穿紧身衣裤

　　C. 选择在床上锻炼　　　　　　　　　D. 监察呼吸

27. 母婴满月离开母婴保育专护中心时,护士应送到 (　　　)。

　　A. 客房门口　　　B. 大厅门口　　　　C. 车门口　　　　D. 家门口

28. 新生儿健康评估资料中一般不包括 (　　　)。

　　A. 呼吸　　　　　B. 心率　　　　　　C. 体温　　　　　D. 氧饱和度

29. 正常足月新生儿的身长一般为 (　　　) cm。

　　A. 40　　　　　　B. 45　　　　　　　C. 50　　　　　　D. 55

30. 正常足月儿的皮肤 (　　　)。

　　A. 弹性差　　　　B. 胎毛多　　　　　C. 皮脂少　　　　D. 红润

31. 早产儿的皮肤 (　　　)。

　　A. 富有弹性　　　B. 胎毛少　　　　　C. 胎毛多　　　　D. 皮脂多

32. 正常足月新生儿一般出生后 (　　　) 内抱给母亲喂奶。

　　A. 半小时　　　　B. 0.5~1 h　　　　C. 1~1.5 h　　　D. 1.5~2 h

33. 关于人工喂养不正确的是 (　　　)。

　　A. 按需喂养　　　B. 奶具专用　　　　C. 奶具严格消毒　D. 定时定量

34. 混合喂养最好选择 (　　　) 代替母乳。

　　A. 鲜牛奶　　　　B. 豆奶　　　　　　C. 米汤　　　　　D. 配方奶

35. 预防新生儿脐部感染的关键是 (　　　)。

　　A. 每天用酒精擦脐部　　　　　　　　B. 保持干燥

　　C. 不能沐浴　　　　　　　　　　　　D. 服用抗生素

36. 新生儿面颊和眉毛上方出现红色丘疹应考虑出现（　　　）。

    A. 皮炎　　　　　　B. 皮疹　　　　　　C. 粟粒疹　　　　　　D. 皮肤湿疹

37. 新生儿啼哭的生理原因不包括（　　　）。

    A. 尿布尿湿了　　　　　　　　　　B. 新生儿饿了

    C. 新生儿喂得太饱　　　　　　　　D. 新生儿发烧

38. 0～2个月的婴儿哺乳时间提倡的是（　　　）。

    A. 定时喂养　　　B. 按需喂养　　　C. 计量喂养　　　D. 睡醒即喂

39. 不符合1周岁小儿正常生长发育情况的是（　　　）。

    A. 体重9 kg　　　B. 身长75 cm　　　C. 头围46 cm　　　D. 胸围44 cm

40. 小儿特有的能量需要是为了满足（　　　）。

    A. 基础代谢　　　B. 生长发育　　　C. 活动所需　　　D. 排泄损失

41. 婴儿基础代谢所需的能量约占总能量的（　　　）。

    A. 20%　　　　　B. 30%　　　　　C. 40%　　　　　D. 50%

42. 关于添加辅食，（　　　）是错误的。

    A. 食材新鲜　　　B. 防污染　　　C. 不加食盐　　　D. 可用些调味品

43. 当宝宝拒绝某种辅食时，应该（　　　）。

    A. 哄骗　　　　　B. 表示生气　　　C. 过2周再试试　　　D. 再不给孩子吃了

44. （　　　）刺激可促进婴儿早期的认知活动。

    A. 触觉　　　　　B. 拥抱　　　　　C. 哺乳　　　　　D. 亲吻

45. 计划免疫的目的不包括（　　　）。

    A. 减轻症状　　　　　　　　　　　B. 提高人群免疫水平

    C. 预防传染病　　　　　　　　　　D. 控制传染病

46. 3个月内的婴儿出现烦恼、睡眠不安、夜间惊啼伴有多汗、枕秃则患上了（　　　）。

    A. 肺炎　　　　　　　　　　　　　B. 腹泻

    C. 营养性缺铁性贫血　　　　　　　D. 维生素D缺乏性佝偻病

47. 护理人员言语不当可造成服务对象（　　　）。

    A. 生理损害　　　　　　　　　　　B. 心理损害

C. 机体损害　　　　　　　　　D. 行为损害

48. 母婴卫生管理的有效措施是（　　　）。

A. 健康教育　　　B. 管理宣教　　　C. 监控　　　　　D. 指导

49. 对乳房胀痛的产妇护理的交接班内容属于（　　　）。

A. 一般护理　　　B. 常规护理　　　C. 重点护理　　　　D. 特殊护理

50. 当班护士应将 12 h 内本服务区的母婴护理情况记录于（　　　）。

A. 工作区信息栏　　　　　　　B. 护理交班本

C. 记录单　　　　　　　　　　D. 健康评估单

母婴保育（专项职业能力）理论知识试卷答案

一、判断题（第1题～第50题。将判断结果填入括号中。正确的填"√"，错误的填"×"。每题1分，满分50分）

1. ×	2. √	3. √	4. ×	5. ×	6. ×	7. √	8. √	9. ×
10. ×	11. ×	12. ×	13. √	14. √	15. √	16. ×	17. √	18. ×
19. ×	20. √	21. √	22. ×	23. √	24. ×	25. √	26. ×	27. ×
28. ×	29. √	30. ×	31. √	32. ×	33. √	34. ×	35. ×	36. √
37. √	38. √	39. ×	40. √	41. √	42. ×	43. ×	44. √	45. ×
46. √	47. ×	48. √	49. √	50. ×				

二、单项选择题（第1题～第50题。选择一个正确的答案，将相应的字母填入题内的括号中。每题1分，满分50分）

1. D	2. C	3. B	4. D	5. B	6. D	7. B	8. B	9. D
10. A	11. B	12. C	13. B	14. D	15. D	16. C	17. D	18. D
19. B	20. A	21. C	22. A	23. B	24. A	25. A	26. A	27. B
28. D	29. C	30. D	31. C	32. D	33. D	34. B	35. B	36. D
37. D	38. B	39. D	40. B	41. D	42. D	43. C	44. A	45. A
46. D	47. B	48. A	49. C	50. B				

第6部分

操作技能考核模拟试卷

注 意 事 项

1.考生根据操作技能考核通知单中所列的试题做好考核准备。

2.请考生仔细阅读试题单中具体考核内容和要求,并按要求完成操作或进行笔答或口答,若有笔答请考生在答题卷上完成。

3.操作技能考核时要遵守考场纪律,服从考场管理人员指挥,以保证考核安全顺利进行。

注:操作技能鉴定试题评分表及答案是考评员对考生考核过程及考核结果的评分记录表,也是评分依据。

国家职业资格鉴定

母婴保育(专项职业能力)操作技能考核通知单

姓名:

准考证号:

考核日期:

试题 1

试题代码：1.1.1。

试题名称：前台接待。

考核时间：15 min。

配分：10 分。

试题 2

试题代码：2.1.1。

试题名称：产妇入母婴保育专护中心健康评估。

考核时间：30 min。

配分：40 分。

试题 3

试题代码：2.3.7。

试题名称：新生儿换尿布。

考核时间：30 min。

配分：40 分。

试题 4

试题代码：3.2.4。

试题名称：交接班管理。

考核时间：15 min。

配分：10 分。

母婴保育（专项职业能力）操作技能鉴定

试　题　单

试题代码：1.1.1。

试题名称：前台接待。

考核时间：15 min。

1. 背景资料

小李在母婴保育专护中心工作，一天在前台当班时接到电话，有一位新孕妇要到母婴保育专护中心来考察，她马上准备接待工作。为了展示母婴保育专护中心工作人员良好的职业素养与优质的服务内容，小李必须与客户进行有效的沟通和客户基本信息的采集、整理。

2. 试题要求

（1）请说出信息沟通的准备工作。

（2）请说出如何进行孕妇基本信息采集。

（3）请说出如何进行客户基本信息整理。

母婴保育（专项职业能力）操作技能鉴定

试题评分表及答案

准考证号：1.1.1。

试题名称：前台接待。

考核时间：15 min。

评分表：

评价要素	配分	得分
1	5	
2	4	
3	1	
合计	10	

考评员（签名）：

参考答案：

1. 服务人员要做到：着装整洁，热情大方，面带微笑（1分）；见到客户主动迎接（1分）；沟通内容准备充分，准备内容包括母婴保育专护中心介绍册子、空白的客户基本信息表、笔、休养客房（1分）；接待环境安静、整洁、温馨（1分）；沟通场所无噪声、光线充足，两侧座椅成60°（1分）。

2. 向客户介绍母婴保育专护中心的服务内容，陪同参观休养环境（1分）；采集客户基本情况，内容包括客户姓名、联系方式（电话和住址）、紧急联系人和方式（1分），以及第几胎、预产期、产检医院和分娩医院（2分）。

3. 打开计算机，进入客户信息档案一栏，将客户基本信息按照信息化要求录入母婴专护中心资料库中保存（1分）。

母婴保育（专项职业能力）操作技能鉴定

试 题 单

试题代码：2.1.1。

试题名称：产妇母婴保育专护中心健康评估。

考核时间：30 min。

1. 场地设备要求

(1) 模拟客房、床单位、护理模拟人及衣裤1套。

(2) 工作间用物：治疗车（或托盘）、污物桶、体温计及盒（纱布1块）、听诊器、血压计、秒表、笔、健康评估表、一次性口罩、洗手液1瓶。

2. 工作任务

(1) 操作前准备。

(2) 健康评估。

(3) 操作后处理。

3. 技能要求

(1) 产妇健康评估前准备：自身、产妇、用物、环境。

(2) 解释健康评估的作用和方法。

(3) 进行健康基本信息收集与记录。

(4) 测量产妇体温、脉搏、呼吸、血压并记录。

(5) 检查产妇乳房、子宫底。

(6) 观察恶露、会阴或腹部伤口。

(7) 为产妇做产褥期健康宣教。

(8) 操作后：自身、产妇、用物、环境、信息处理。

4. 质量指标

(1) 产妇健康评估前准备

1) 着装、仪表、个人卫生符合要求，正确采用六步洗手法洗手。

2）产妇卧于床上。

3）体温计、血压计完好，用物准备齐全、放置合理。

4）合理调节房间温度、湿度。

（2）健康评估

1）正确解释健康评估的作用，正确指导产妇配合测量。

2）收集健康基本信息方法正确、内容完整。

3）测量体温、脉搏、呼吸、血压的部位、时间、方法正确。

4）检查乳房、子宫、恶露、会阴或腹部伤口方法正确，信息记录完整。

5）健康教育内容正确、针对性强。

（3）操作后处理

1）将产妇置于舒适位，床单位及用物整理恰当，体温计消毒方法、时间正确。

2）正确洗手，记录完整。

母婴保育（专项职业能力）操作技能鉴定

试题评分表及答案

试题代码：2.1.1。

试题名称：产妇入母婴保育专护中心健康评估。

考核时间：30 min。

客观评分表

编号	配分	评分细则描述	分值	最终得分
01	5	**准备工作**		
		正确采用六步洗手法洗手	1	
		正确评估产妇生产日期与方式（口述无伤口）	1	
		用物准备齐全、放置合理（治疗车上放置体温计及盒、纱布 1 块、听诊器、血压计、秒表、笔、健康评估表及表夹）	2	
		调节室温至 22～24℃，湿度至 50%～60%	1	
02	5	**解释及收集基本信息**		
		解释健康评估的作用：了解并记录产后身体的生理、心理变化，以及饮食、睡眠、排泄、乳房、子宫、伤口、恶露情况，有效指导产后休养	2	
		协助产妇卧床上	1	
		询问产妇基本信息、生活习惯、二便、皮肤、精神状况（按健康评估表项目收集和记录）	2	
03	12	**测量体温、脉搏、呼吸、血压**		
		测体温：检查口腔体温计，放舌下 3 min，取出读数，记录	3	
		测脉搏：食指、中指、无名指按桡动脉 30 s，乘以 2，记录（次/min）	3	
		测呼吸：测量脉搏后，观察产妇胸腹部的起伏 30 s，乘以 2，记录（次/min）	3	
		测血压：取坐位或平卧位，裸露手臂、缠袖带，打气、放气，读数，取下袖带，记录	3	

续表

编号	配分	评分细则描述	分值	最终得分
04	5	检查乳房、子宫底、腹部伤口		
		检查乳房：观察乳头、乳晕，双手托乳房基底部查饱满度，两指排摸查淤积，两手拇指、食指、中指挤压乳晕查通畅	3	
		检查子宫底、手触及腹部宫底，记录	2	
05	4	观察恶露与会阴伤口		
		观察恶露：量、颜色、气味	2	
		观察切口：腹部（剖宫产者）、会阴（EP 助产者）有无红肿、渗液以及愈合度	2	
06	2	产褥期健康宣教		
		如何合理休养，以及母乳喂养对产妇的好处	1	
		母乳喂养对新生儿的好处	1	
07	5	操作后处理		
		整理床单位	1	
		将产妇置于舒适位	1	
		将治疗车推离房间，在工作室分类处理（一次性纱布放污物桶内），体温计消毒（0.5％消毒灵浸泡 5 min，清水冲洗，甩体温计使水银在 35℃以下，再浸泡 30 min，冷开水冲洗，擦干）备用，治疗车归原位	2	
		正确采用六步洗手法洗手	1	
合计	38	—	—	

主观评分表

编号	配分	评分细则描述	分值	最终得分
01	1	着装、仪表、个人卫生符合要求	1	
02	1	整体操作规范、有序、准确，动作娴熟	1	
合计	2	—	—	

母婴保育（专项职业能力）操作技能鉴定

试 题 单

试题代码：2.3.7。

试题名称：新生儿换尿布。

考核时间：30 min。

1. 场地设备要求

（1）模拟新生儿室、新生儿床、新生儿模拟人及衣裤、新生儿连体衣、纸尿裤。

（2）工作区域内：操作台、纸尿裤、护臀膏、医用棉签、清洁棉、一次性纱布、一次性垫巾、污物桶。

2. 工作任务

（1）操作前准备工作。

（2）换尿布。

（3）操作后处理。

3. 技能要求

（1）新生儿换尿布前准备：自身、新生儿、用物、环境。

（2）抱新生儿至操作台，脱两裤脚，解纸尿裤，观察二便。

（3）清洗会阴和臀部，取纸尿裤置臀下，涂护臀膏。

（4）穿纸尿裤，穿裤腿，将新生儿抱放回床内。

（5）操作后：用物整理、分类处理、洗手、记录。

4. 质量指标

（1）新生儿换尿布前准备

1）着装、仪表、个人卫生符合要求，正确采用六步洗手法洗手。

2）新生儿喂奶前观察纸尿裤被二便污染的情况。

3）操作台整洁，用物准备齐全、放置合理。

4）合理调节房间温度、湿度。

（2）换尿布

1）抱新生儿方法正确，动作到位、安全。

2）正确脱裤脚、解纸尿裤，观察二便，换下纸尿裤合理放置。

3）正确分辨大小便，合理选择会阴和臀部清洗方法。

4）正确涂护臀膏。

（3）操作后安置新生儿至舒适位，用物整理、分类处理正确，正确洗手，记录完整。

母婴保育（专项职业能力）操作技能鉴定

试题评分表及答案

试题代码：2.3.7。

试题名称：新生儿换尿布。

考核时间：30 min。

客观评分表

编号	配分	评分细则描述	分值	最终得分
01	5	**准备工作**		
		正确采用六步洗手法洗手	1	
		正确评估新生儿喂奶前纸尿裤被污染情况	1	
		用物准备齐全、放置合理（操作台、纸尿裤、无纺纱布、湿巾纸、护臀膏、医用棉签、清洁棉、隔尿垫、一次性垫巾、污物桶） 纸尿裤、新生儿连体衣（备用）	2	
		调节室温至 24～26℃，湿度至 50%～60%	1	
02	13	**小便污染**		
		用一次性垫巾铺设操作台，取尿片盒，污物桶放操作台下	1	
		抱新生儿到操作台上，解开新生儿两裤脚，置两腋下，暴露新生儿下半身	1	
		解开纸尿裤，观察新生儿小便的色、量	1	
		用纸尿裤擦去臀部污物；反折纸尿裤前片垫在臀部下；用左手轻轻抓住新生儿的两只脚踝，向上带动两腿向上轻轻抬起，使臀部离开尿布；顺势由上至下轻拭臀部皮肤；右手反折纸尿裤前片垫在臀部下	5	
		取湿巾一张擦拭耻骨联合（换面）→两腹股沟（换面）→会阴部（换面）→臀部（换面）→肛门口，擦拭后湿巾丢弃于污物桶内	4	
		转拉取出脏纸尿裤，丢弃于污物桶内；取干净的纸尿裤垫于新生儿臀下	1	
03	16	**大便污染**		
		前 3 个步骤同上；观察新生儿大便的色、量、气味及性状（口述）	1	
		打开水池龙头，测试水温（38℃左右）	1	
		抱起新生儿，使身体斜靠操作者左手臂弯处成环抱式，右手拿无纺纱布，并固定新生儿两腿，走到洗池边	1	

续表

编号	配分	评分细则描述	分值	最终得分
03	16	操作者左手抓住新生儿的左侧大腿根部，新生儿右脚自然垂下；无纺纱布淋湿清洗（从前往后，先会阴、后臀部；女新生儿会阴清洗时注意大阴唇内的清洗，不要直接擦洗，可用无纺纱布淋水冲洗）	4	
		脏无纺纱布置于水池一角，用另一块无纺纱布将新生儿臀部擦干	2	
		抱新生儿回操作台	1	
		臀部护理：用一根医用棉签涂护臀膏，从新生儿肛门口呈放射状擦拭皮肤至 3 cm 范围，取另一根擦拭另一侧	3	
		穿好纸尿裤，穿好裤腿，整理衣服，洗手	2	
		抱新生儿到新生儿床，盖好盖被，睡姿调整	1	
04	4	整理用物		
		整理操作台，保持环境整洁	1	
		换下的污物集中处理	1	
		采用六步洗手法洗手	1	
		异常信息记录，做好交接班	1	
合计	38	—	—	

主观评分表

编号	配分	评分细则描述	分值	最终得分
01	1	着装、仪表、个人卫生符合要求	1	
02	1	整体操作规范、准确，动作娴熟，有交流	1	
合计	2	—	—	

母婴保育（专项职业能力）操作技能鉴定

试 题 单

试题代码：3.2.4。

试题名称：交接班管理。

考核时间：15 min。

1. 背景资料

母婴保育专护中心实行 12 h 倒班制。交班者必须很好地把工作时间内的信息准确无误地传达给接班者，使接班者能够迅速、全面了解本服务区母婴的需求、工作重点、注意事项等。当班的专护人员需进行母婴保育专护工作的交接，以便提供连续服务。

2. 试题要求

（1）请说出专护工作书面交接班的内容。

（2）请说出专护工作口头交接的形式。

（3）请说出母婴保育专护中心交接班的要求。

母婴保育（专项职业能力）操作技能鉴定

试题评分表及答案

试题代码：3.2.4。

试题名称：交接班管理。

考核时间：15 min。

评分表：

评价要素	配分	得分
1	3	
2	3	
3	4	
合计	10	

考评员（签名）：

参考答案：

1. 书面交接

当班护士将 12 h 内本服务区中的母婴护理情况书写在护理交班本上（1分）；记录当前入住母婴总数，离开的母婴总数，新入住的母婴数，本班重点母婴数，如产褥热、伤口感染、乳房胀痛护理、会阴伤口红肿等（1分）；有特殊护理需求或有需要下一班完成的事项（1分）。

2. 口头交接

晨晚间 12 h 交接班一次，按照书面交接的内容和顺序进行集体交接（1分）；使每一位当班的专护人员都了解母婴的需求和护理工作的内容（1分）；对重点观察的对象必要时应进行床边交接（1分）。

3. 交接班要求做到以下四点

应在巡视母婴、全面掌握情况的基础上书写，交班报告填写应在各班下班之前完成（1分）；叙述应简明扼要、重点突出、准确真实，使用专业术语（1分）；白班用蓝钢笔、夜班用红钢笔书写，字迹清晰、工整，不得涂改（1分）；填全眉栏各项及签全名（1分）。